U0010715

遠紅外線的
健康科學

鄭世裕 博士、原來 博士 ◎著

晨星出版

中肯而專業的一本書

　　本書作者鄭世裕博士是成大電機博士，也曾任職工研院材料化學所主任，涉獵遠紅外線領域超過 30 年，書中深入淺出地幫我們介紹了遠紅外線的定義、原理和其在各方面可能的運用；對讀者而言，是一本很不錯的科普讀物。

　　相對市場上很多過度宣稱療效的遠紅外線商品，本書顯得中肯而專業。遠紅外線本身存在陽光中，其波長比可見光長，也就是我們熟知紅外線中再區分為近紅外線、中紅外線和遠紅外線，所以遠紅外線的波長最長，但是熱量最低，屬於非熱效應，但是因為波長較長所以可以深入皮膚底層，和人體引起共振效果，能夠取得較好的吸收率，對水分子而言，能夠變成小分子水，參與生化反應能力增加，俗稱為活水，但是要注意不要跟市場上所有號稱活水的產品混淆。遠紅外線也可以讓水偏鹼性，這對含水量高的人體和一些特殊器官具有特別意義；遠紅外線對清除自由基，增加抗氧化能力有幫助，這讓它具有抗發炎的效果；基於以上的特點，讓遠紅外線有了很大的應用空間。

　　當然身為一個中西醫師、整合醫學醫師，也長年接觸癌症和過敏風濕免疫的病友，在書中我更有興趣的是遠紅外線在醫學方面的應用：包括遠紅外線可以透過刺激一氧化氮系統，調整免疫能力，改善發炎反應。書中實驗證實可以對鼻過敏疾病、癌症病友的免疫能力或是慢性疲

勞症候群，具有正向的改善能力，也對慢性關節炎或是肌纖維疼痛症有幫助，甚至可以應用在前列腺肥大和糖尿病，都有一定的助益。當然這些療效並非一蹴可幾，必須透過遠紅外線儀器，或是遠紅外線的桑拿，或是將可以放出遠紅外線的材料加入紡織衣物中，再透過其他一些鍛鍊的方式，靠著作用的累積，以漸進式的調整生理機能去進行，隨著材料科學的進步，是可以達到更好的效果的，所以在產品選擇上也要注意遠紅外線的效率檢測報告。

　　在商品上的應用，我覺得熱像顯示儀對發炎反應的診斷是很有幫助的，而遠紅外線桑拿也因為比一般紅外線熱度低很多，不會增加曬傷和皮膚癌風險，所以更具有安全性和舒適性；其他產業包括食品加工、農畜牧業、工業紡織，都有很大的空間，讓人不禁期待遠紅外線的進一步發展應用。

郭世芳 醫師

謹識於台南 2020 年 8 月

關於推薦者：

郭世芳 中西醫師

現任：郭世芳中醫診所

經歷：奇美醫學中心西醫內科部總醫師／奇美醫學中心西醫風濕免疫科總醫師／
　　　奇美醫學中心中醫部主治醫師／奇美醫學中心中西整合醫學科主任

深入淺出的專業科學理論，值得一探究竟

　　鄭世裕博士與原來博士合著的《遠紅外線的健康科學》一書，主要是讓讀者由淺顯易懂的基礎電磁波、光學、材料科學了解何謂遠紅外線，進一步介紹遠紅外線在醫學上的應用，以及如何利用遠紅外線的功能帶給我們人類健康生活。

　　遠紅外線不僅會被人體吸收，人體亦可發出遠紅外線。本書藉由文獻研究數據資料、圖示說明，遠紅外線可視為一種「輔助或改善」病徵和維持健康的工具，可以促使組織細胞共振吸收能量，產生抗氧化抗發炎、改善心血管功能、改善肌肉痠痛、促進循環、疼痛緩解、活化細胞、促進代謝、水分子活化等功效。

　　本書亦介紹遠紅外線在食品加工業、農漁畜牧業與其它工業之功能應用，遠紅外線在許多食品製造過程中，被利用來進行加熱與乾燥、發酵、營養成分萃取、微生物抑制，以及滅菌、烘焙、燒烤、烹飪等；在農業生產應用方面，可有效提高植物生長與產量的作用；在養殖漁業則可以提高漁產作物的環境抵抗力與產量。

這是一本藉由科學實驗數據、圖示說明遠紅外線之運作機理，文字簡單易懂清楚完整介紹遠紅外線在人類生活、健康科學之重要相關性，是一般社會大眾讀者值得閱讀的一本書。

李榮和教授

謹識於台中 2020 年 8 月

關於推薦者：

李榮和 教授

現任：中興大學化學工程學系教授

學歷：國立清華大學 化工博士

研究領域：光電高分子材料合成與元件製程技術、高分子太陽能電池、
染料敏化太陽能電池、鈣鈦礦太陽能電池、導電高分子材料、超級電容器

遠紅外線的健康原理，了解後效果更好

　　每年六～八月日子都很難過，因為天氣太熱。不論在家、公司、捷運、還是餐廳，到處都是冷氣大放送，總是讓我的脖子往下，小腿往上，常常有酸痛的感覺，尤其僵硬的肩膀，最令人難受。偶而頭左右搖動還可以聽到骨頭卡卡的聲音，很不舒服。

　　感謝晨星編輯給我機會還請我推薦這本遠紅外線的書，這才讓我想起被遺忘在置物櫃裡的兩套遠紅外線的器具，一件是腰帶，另外一件是按摩棒。於是趕緊拿出來，一邊使用，一邊看閱讀，不到半小時，剛提到的冷氣引發的酸痛感居然就消失了。

　　這兩個寶貝被放在置物櫃裏很久了，如果沒有這本書，早就忘記了。

　　早期經好朋友介紹，半推半就買了下來，因為對遠紅外線的功效一知半解，用沒有幾次，就被我丟在置物櫃裏。現在看到這本書的內容，終於了解遠紅外線的精髓與功能，所以可以吹冷氣佩戴這兩樣法寶，也不會有冷氣的副作用，我想今後再也不必抱怨夏天日子難過的事情了。

　　我家附近剛好在公園旁邊，有操場、樹林、一般運動器材，環境算不錯。所以每天早上習慣前往快走約半小時，享受清晨的柔和陽光和遠紅外線，回家後就都能感受到精神百倍，而且早餐感覺特別好吃。

　　這本書的主題是遠紅外線，遠紅外線的好處如封面，剛好讓我感受到一日之計在於晨的精髓。早上在公園活躍的人士都是熟面孔，以樂齡族為主，大家看起來都面帶笑容，活潑生動，充分的享受到遠紅外線的好處。

　　最近 COVID-19 的悲劇及副作用，搞得人心惶惶，我這一輩子尚未遇過

註：感食不是中文，是日文，意思是享受美食的同時要感受食物的來源、可靠性、對身體的益處。樂齡的含義是年紀雖大，但是擁有某種嗜好 如閱讀、運動，日子過得很健康快樂。

類似這次世界性的慘劇。這幾天除了細讀本書外，也趁機找了很多遠紅外線的應用資訊及好處，如活化細胞，促進血液循環，避免手腳冰冷，淨化血液，提升免疫力等，我覺得好好的應用遠紅外線的觀念及搭配相關的應用健康器材，一定有助於預防 COVID-19 的悲劇。

這些年來創立無毒的家之後，並積極的投入閱讀養生，感食樂齡[註]，推薦了很多國內外健康相關的書籍，本人也寫了幾本如：不用刀的手術，食油危機的書，談的內容都是保健的養生食材，這次有幸投入這本非飲食主導的健康書推薦，也是豐富我的知識涵養與健康生活的觀念。

本書有多次提到遠紅外線與人體器官的共振吸收，產生有益健康互補的相乘效果。這讓我回憶起當年推廣德國生化學家巴德維的早餐（吃完亞麻仁油溶和優酪乳之後，到外面曬太陽，讓陽光的電子與體內的 omega 3 結合蛋白質含有的電子共鳴共振的相乘效果），巴德維被提名七次諾貝爾健康醫學獎，而且活到九十四歲，健康的程度可想而知。

如果閱讀養生，感食樂齡，再配合遠紅外線及其相關的保健器材，兩者之間的共振共鳴，相信一定會產生互補互動的相乘效果，那就圓滿達成本書作者的期待， 讀者健康有福了。

王康裕

謹識於台中 2020 年 8 月

關於推薦者：

養生達人 **王康裕**

台北醫學大學藥學系首屆畢業資深藥師

胃藥第一品牌「吉胃福適」創辦人／「無毒的家」國際連鎖創辦人

著有《不用刀的手術》、《食油危機》等

目錄

第一章
1. 遠紅外線的物理原理　15

第二章
2. 遠紅外線的基礎應用　41

第三章
3. 遠紅外線對生物體的效益　77

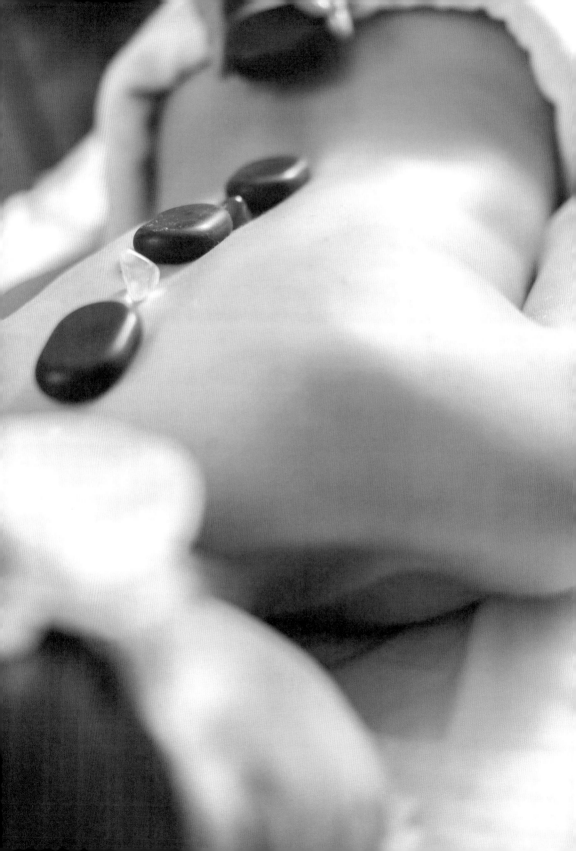

前言

　　小時候學校老師經常要學生下課後多出去曬太陽，學生也很聽話就會跑出去玩、晒太陽，但當時年幼不知道為什麼，長大後才知道太陽光對我們人體骨骼生成有幫助。尤其紫外線的好處和風險已普遍被宣導，對紅外線是溫暖光線也略知一二，但對遠紅外線這段超長波就很模糊了。

　　由日本傳來的研究說世界各地的長壽村，大多存在一些礦石可以放射遠紅外線，頓時成為當時流行的新寵，因此一堆具有醫療想像力的說詞便快速冒出，「遠紅外線」可以處理很多身體疾病的說法，流傳了一段很長的時間，卻也不知道是真是假？

　　我們經常可以看到一些標榜養生健康的場合，將身體埋入沙堆，或躺在熱熱的石塊或石頭上，或是將一塊一塊陶瓷片放在身體的穴道附近，或是泡浸在大浴缸內，都宣稱對於身體有改善的效果，其中標榜的就是遠紅外線的原理。

　　更有廠商將遠紅外線應用到各行各業，無論是飲料、食品、寢具，甚至家具等都有，因此讓遠紅外線更增添「萬能」的神奇印象。

　　遠紅外線確實存在。不論是太陽光或特定無機材料都具有放射遠紅外線的功能，只是市場廣告宣傳過於誇大，強調醫療性，反而讓遠紅外線變成一種神奇夢幻的影像，經常聽到卻感覺很不真實，令人難以信服。

人類對於陽光的運用，例如：**曬乾糧食與醃製各種食物保存等**作法已存在相當久的歷史，因為陽光是最方便、每天都有的熱能來源；後來雖有方便性的電熱烘烤箱，但其乾燥後的風味始終與陽光乾燥的不一樣，經陽光處理過的食物具有特殊的香味與口感，而這個「差異性」的因素，很有可能就是遠紅外線。來自陽光的遠紅外線能量高過電熱烘烤箱的遠紅外線能量，所以作用於食物的結果自然就不同。

　　從感官所得到的知識，有時很難解釋眼前的現象成因，但隨著人類對科學驗證的追求，一些古代的傳說習俗已慢慢被解密，遠紅外線就是一個真實的例子。

　　經過長期的觀察，日曬不足的人比較容易生病，而且從外表來看，太陽光因為紅外線波段，提供人體的保暖程度，感覺上優於電熱暖爐。早期人類的生活經驗並不知道詳細原因，後來經科學解析，**終於了解陽光中存在對生物體很重要的光線，那就是整個大紅外線波段當中的「遠紅外線」**。

　　遠紅外線是太陽光線中肉眼看不到的光波。其對生物為何如此重要，經過科學的探討，建立出理論的基礎，因此相關的應用也就陸續被開發出來，包括對食物保存與加工，身體保暖與檢測，作物栽培與漁業養殖等，尤其在保健與醫療的運用，是研究最多也被期望最廣的發展方向。

　　科學家花了幾十年的時間慢慢地累積遠紅外線的各項實證，這個看似普通的名詞，卻是大自然千萬年來對人類及各種生物最大的恩賜，因

為有遠紅外線才有我們活躍的生命力，如果我們能善用遠紅外線加以應用到各種行業，將可以改善很多製程與效能。本書希望能以科學實證的方式清楚描述遠紅外線的各種原理。這個看起來可能很理工略顯單調，卻是日後可以活用遠紅外線作用的原理，更是應用於自身產業提升品質功能的最佳參考書，希望本書能達到這樣的目標。

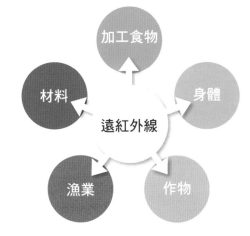

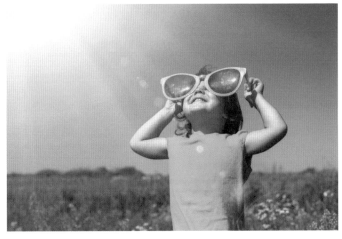

地面輻射

穿過地球大氣層後到達地球表面的太陽輻射。

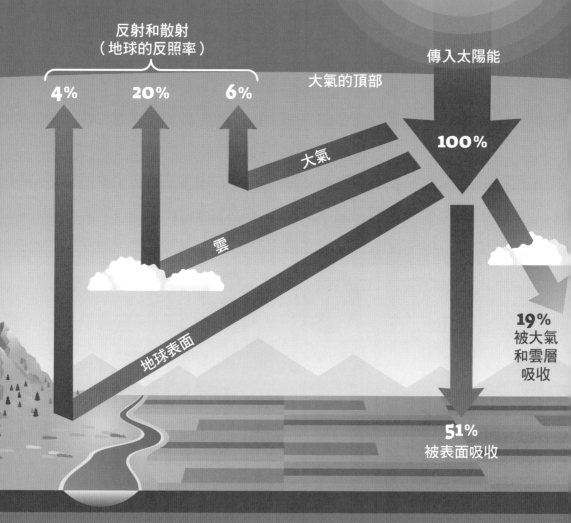

反射和散射
（地球的反照率）

傳入太陽能

大氣的頂部

4%　　20%　　6%

100%

大氣

雲

地球表面

19%
被大氣
和雲層
吸收

51%
被表面吸收

1.遠紅外線的物理原理

本章導讀

　　遠紅外線為最能夠被人體皮膚中的熱感受器所接受的光波，人體體內也有類似黑體輻射一般發射遠紅外線，這是根據普朗克分布和維恩位移定律的推論；換句話說，以分子共振吸收的現象分析，波長 9.3μm 的遠紅外線光波是人體最有反應的波段，也是人體最能吸收或吸收效率最高的能量。

　　在整個大自然界太陽光譜中，可見光和紅外線佔了 95% 能量，而遠紅外線更在紅外線接近微波的長波長波段，熱量很低，不僅對於人體沒有傷害，而且沒有產生明顯的熱能，是屬於非熱效應的健康光線。

電磁波輻射簡介

　　我們眼睛看到的「光」，只是佔所有電磁輻射的一小部份，電磁輻射（electromagnetic radiation）是一種能量型態，整個大自然存在著廣大的電磁輻射，有害和無害、可見光和不可見光、中性或有益等。但以地球的結構而言，我們是很幸運的，宇宙中存在的伽瑪有害射線都被擋在外面，在我們的生活環境中，絕大多數的電磁輻射都是中性或有益的，有害的電磁輻射不太多。而遠紅外線就是屬於電磁輻射的一種能量，是不可見光、無害、有益的電磁波。

什麼是電磁波

電磁波，其形狀就像湖面上因為風吹拂或小石頭掉落而產生的漣漪，那是種上下波動所形成的樣態；所以從物理性的描述，電磁波就是指相同振盪且互相垂直的電場和磁場，在空間中以波的形式傳遞能量和動量，其傳播方向垂直於電場和磁場的振盪方向。而這類上下波動的電磁波，無論是看得見或看不見，都在我們身邊密密麻麻地交織進行。

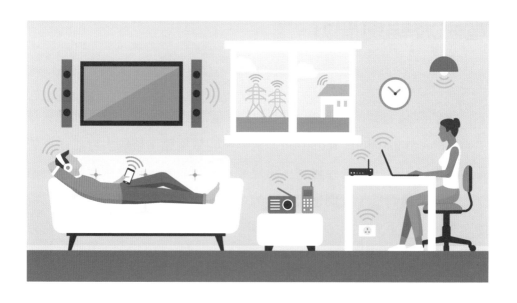

電磁波的分類

　　電磁波依照頻率的分類，從低頻率到高頻率，分別是無線電波、兆赫輻射、微波、遠紅外線、中紅外線、近紅外線、可見光（紅橙黃綠藍靛紫）、紫外線、X射線、伽瑪射線等；這些電磁波不需要依靠任何介質進行傳播，即使在真空中，宇宙當中也一樣，其傳播速度為光速。

　　我們眼睛可以接收的電磁波，就是可以看到物體顏色的光波，其波長範圍在電磁波譜中是一個很窄的一小部份，其波長區段大約在 380 至 780nm 之間，又稱為可見光。

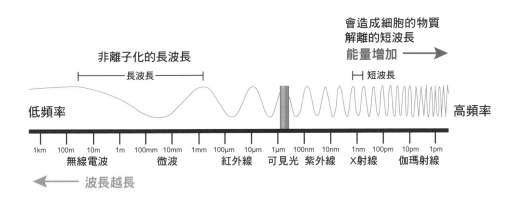

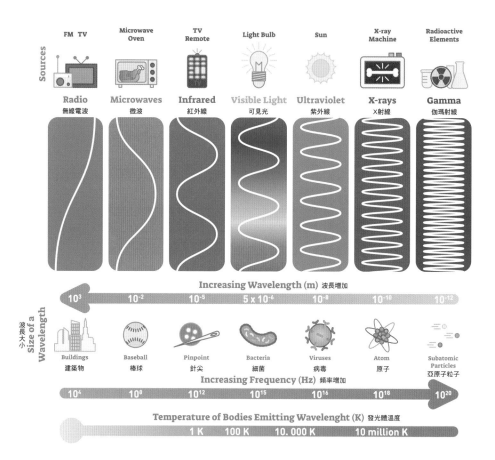

電磁波與光譜

在太陽光譜中，電磁輻射的種類及其對生物體的作用，會隨波長而產生不同的作用如第 21 頁圖 1 所示，從中間有色光線為準，向左方是非離子化長波長，向右方是會造成細胞或物質的解離或離子化的短波長。

在整個自然界太陽光譜中，可見光和紅外線佔了太陽光能量的 95%，這是生物生長與活動的重要能量來源；可見光的頻率，不會造成細胞或物質的解離或離子化，**所以稱為非游離輻射**，讓我們可以安全地看清楚這個美麗的世界，而且健康地活著。

在圖 1 可見光和紅外線的左方，就是對於人體無害的波段，例如微波、無線電波，其波長愈長，頻率愈低，對人體並不會有傷害，如紅外線可以溫熱身體，因為紅外線可以使皮膚感受到「熱波」，而遠紅外線的波長則比紅外線更長，熱的效果更低，所以遠紅外線的輻射即是「非熱效應」，因為人體並不會直接感受到如紅外線一般的熱氣；在更左邊最後到了無線電波，就是收音機與電視接受的訊號，其能量最低，對人體沒有傷害，所以，您根本不會感受到。其實我們眼前有密密麻麻一堆長波長、頻率低、能量低的無線電波，正密集地傳送著。

☀ 電磁波的波頻

以物理上的描述，我們通常會看到 GHz 或 THz 等頻率單位，數值上 G 代表 10^9，T 代表 10^{12}，所以 3000GHz 等於 3THz，這是比較精確的電磁波物理性描述，以下就從第 21 頁圖 1 的最左方開始說明，從波長最長一直往右逐次說明。

輸配電網路、電氣用品與廣播通訊等，屬於比較長波長（數米到數毫米），對生物體的主要作用在產生感應電流，以及對生物體伴隨產生的非熱與熱效應，眾所週知的微波爐即是利用 2.45 GHz 的微波，其主要作用在生物體中的水使其產生加熱效果。

無線通訊也由中高頻（頻率 30MHz 以下）與甚高頻（頻率 300MHz 以下）的調幅（Amplitude Modulation，簡稱 AM），調頻（Frequency Modulation，簡稱 FM），接著進入與電視傳播等，到特高頻或稱微波（頻率 300MHz 到 3GHz）的數位通訊（如手機），最後到微波通訊與衛星通訊等。

頻率愈高波長愈短，所能加載的訊息內容愈多，提供的服務與運用也就愈多元化，所以我們現在的空間是充滿無線電波的環境。

超高頻（頻率 3GHz 到 30GHz）與極高頻（頻率 30GHz 到 300GHz，因波長為 1 到 10 毫米，所以又稱毫米波）比微波頻率更高，只有一些特殊性的遙測與通訊用途，但尚未使用於民生活動中。

比極高頻更高的頻率稱為兆赫輻射（300GHz 到 3000GHz 或是

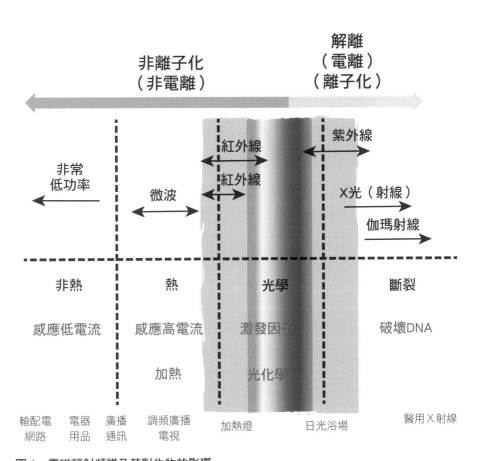

圖1　電磁輻射頻譜及其對生物的影響

0.3THz 到 3THz），波長由 0.1 到 1mm（或 100 到 1000μm），也有將其歸類於紅外線的範圍，THz（太赫茲）代表 10^{12}Hz，所以有人稱為**太赫茲輻射**。

以上所描述的電磁波眼睛都看不到，只能用機器偵測。

頻率再提高就進入光的頻率，也就是從圖 1 左方進入了中間粉紅色的範圍。一般由較長波長到短波長的光波分成**紅外線**（Infrared Ray），**可見光**與**紫外線**等三大部分，也就是由圖 1 的左方粉紅色到右方灰色這一範圍。

從圖 1 右方灰色開始，就是**比光更高頻率的電磁輻射**，會造成細胞或物質的質變，包含 X 光與 α、β、γ 等輻射線，這些頻率的能量會導致 DNA 的損傷，屬於管制性的用途波段。

電磁波的分布

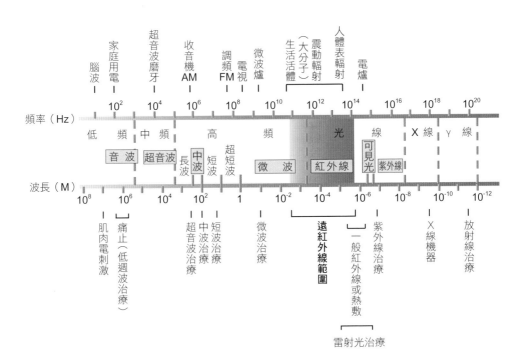

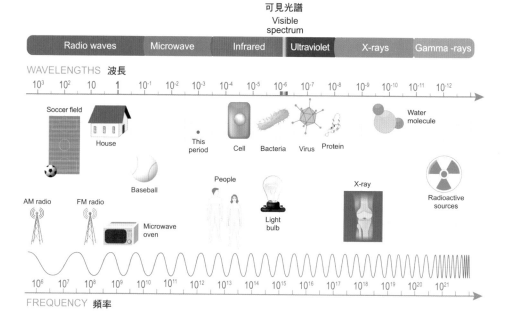

可見光譜
Visible spectrum

| Radio waves | Microwave | Infrared | Ultraviolet | X-rays | Gamma -rays |

WAVELENGTHS 波長

10^3 10^2 10 1 10^{-1} 10^{-2} 10^{-3} 10^{-4} 10^{-5} 10^{-6} 10^{-7} 10^{-8} 10^{-9} 10^{-10} 10^{-11} 10^{-12}

Soccer field

House

This period

Cell

Bacteria

Virus Protein

Water molecule

Baseball

People

X-ray

Radioactive sources

AM radio

FM radio

Microwave oven

Light bulb

10^6 10^7 10^8 10^9 10^{10} 10^{11} 10^{12} 10^{13} 10^{14} 10^{15} 10^{16} 10^{17} 10^{18} 10^{19} 10^{20} 10^{21}

FREQUENCY 頻率

24

遠紅外線輻射及其特性

　　電磁輻射頻譜中，紅外線（IR）波段覆蓋了 750 nm – 100 μ m 的波長範圍，位於可見光的長波長紅色邊緣與太赫茲（從 3 THz 開始）光譜帶的短邊緣之間。依國際照明委員會（CIE）的類別，細分為三個紅外線區域，如表 1 所示，分成近紅外（IR-A）、中紅外（IR-B）與遠紅外（IR-C）三個區段。

表 1　CIE 之紅外線區段分類

Name/abbreviation	Wavelength	Photon energy(THz)
近紅外線（IR-A）	0.7 - 1.4µm（700 - 1400nm）	215 - 430
中紅外線（IR-B）	1.4 - 3.0µm（1400 - 3000nm）	100 - 215
遠紅外線（IR-C）	3.0 - 100µm（3000nm - 0.1mm）	3 - 100

　　所以，「遠紅外線」是距離可見光波段最遠的紅外線，波長更長，能量更小，能夠感受到熱的反應遠遠地比「近紅外線」還要低，一般紅外線鹵素燈所照射的能量大多是屬於近紅外線的能量。

　　即便近紅外線的熱能比遠紅外線的高，但神奇的是，在紅外線輻射區段中，只有遠紅外線（Far Infrared Ray, FIR）能被人類皮膚中的

熱感受器高效率的接受，並以熱的形式傳遞能量。而遠紅外線[1]（FIR）不僅會被人體吸收，人體體內也有類似黑體輻射一般發射遠紅外線（FIR，3–50 μm，最大能量值在 9.4 μm）。

黑體，在現實中並不存在，它是一個理想化的物體，我們假設黑體可以全部吸收外來的電磁輻射，並且發射電磁輻射的能力比在相同溫度下的任何物體都強。所以，我們所稱的**黑體輻射**，就是在熱力學平衡狀態下的黑體所發出的電磁輻射，而黑體輻射的電磁波譜取決於黑體的溫度，我們使用溫度來描述光和物質之間的交互作用，黑體輻射具有連續性的頻率 / 強度，而描述這關係的變化所產生的光譜稱為**普朗克光譜**，或稱為是**普朗克分布（Planck distribution）**。在這種光譜中，當溫度值越高時，特徵頻率的能量輻射峰值向短波長方向移動，如圖 2 所示。黑體能量輻射峰值隨溫度移動的特性，稱為**維恩位移定律**，如第 29 頁圖 3 所示，其中標示一些物質輻射能量的光譜區段，如**人與水輻射能量峰值在 FIR（即 IR-C）光譜**。

遠紅外線

遠紅外線
穿透皮膚表面
與體內分子產生共振

表皮層

真皮層

下皮層

血管

水分子

遠紅外線會
激活體內水分子產生
共振推出儲存
在體內的毒素

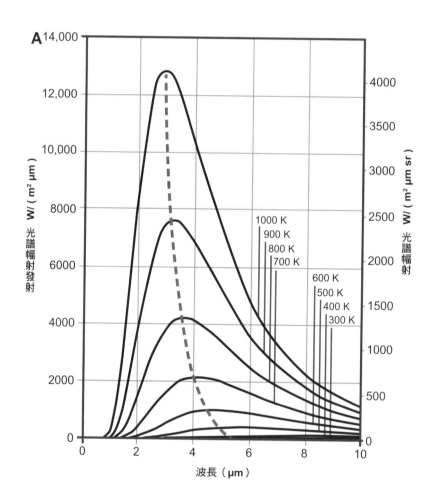

圖 2　不同溫度下，理想黑體輻射能量與波長之關係，即普朗克定律。

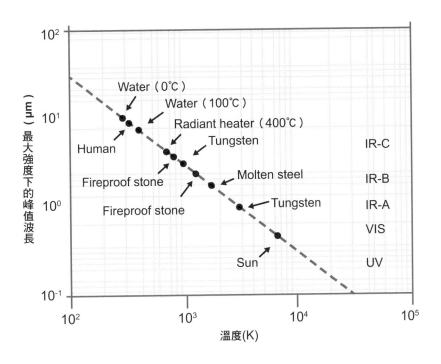

圖 3　維恩位移定律，圖右邊顯示對應的光譜區段。

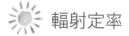 輻射定率

　　物體輻射的能量與溫度關係，可以用 **Stefan-Boltzman 輻射定率**
如公式 1 所示，輻射的能量與溫度的 4 次方成正比，換句話說，溫度
每增加 10%，相對應的輻射能量增加（1.1）^{4} 或大約增加 46%，因此
透過溫度的提高，作為增加輻射能量的基礎。而輻射能量與光的波長
成反比，所以當溫度增加，輻射能量增加，光的波長就會變短，所以
如第 28 頁圖 2 所示，隨溫度上升，輻射能量的最大值往短波長方向移
動。以日常生活所見，物體的溫度呈現紅光，物體溫度大約 600℃，溫
度升到 800℃時，物體會呈現藍光，當溫度高於 1000℃時，物體會呈
現耀眼的白光，這也是隨溫度升高。輻射能量增加，輻射光的波長也
變短了。

Stefan-Boltzmann's law of radiation：

$$E = \sigma\varepsilon AT^4 \text{ (W)}, \quad \sigma = 5.67 \times 10^{-8} \text{ (W/m}^2\text{K}^4)$$

………（公式 1）

　　透過能量與溫度及波長間的關係，可以推導出溫度與波長（或頻
率）之間的關係式，如公式 2 所示，**此即為維恩定律**，光的最高能量波
長（λ max）與溫度（T）為反比例關係，或是兩者的乘積為一定值。
以人體的溫度 36.5℃（或 309.5°K）來換算（溫度需以絕對溫度°K 帶

入公式換算），人體輻射的光能量波長 9.3μm，因此在接近此範圍的光
能為人體最能接受的能量，此即為遠紅外線對人體作用的基礎。

維恩定律（**Wien's law** ）：

.....................（公式 2）

$$\lambda_{max} = 2897/T(\mu m)$$

所以，即便遠紅外線的波段在 3-100μm 或以頻率表示介於 3-100THz
之間，市場上也宣稱經過 4-14μm 遠紅外線的檢測，這是依檢測機器所
取的範圍，也是在廣大遠紅外線波段中作用於人體最有反應的範圍；但
是更精確地計算，其實，**對於人體反應最準確的波長就是約 9.3μm，這
就是科學的力量**，運用科學可以有效幫助人類更能夠掌握大自然恩賜的
有益能量。

遠紅外線的共振吸收

🔆 分子振動與頻率

首先，我們先來了解一下什麼是分子振動，要先知道分子振動的現象才能領悟到什麼是共振吸收。分子是兩個或兩個以上的原子所構成，在熱能的作用下原子彼此間會產生相對的位移，此即為分子振動。

就好像一個人有雙臂，將雙手伸直規律運動，無論如何擺動，手臂不會增長。同樣的道理，分子在擺動、搖擺與扭轉模，原子之間的鍵長不會改變。

以 H-C-H 為例，兩個 H（兩隻手臂）的運動方式共有六種型態，以人體為 C，手臂為 H 為例：

①對稱伸展，兩隻手臂（H）在同一方向或短或長的伸展，但不會超過手臂總長度。

②不對稱伸展，兩隻手臂伸展不同時拉長或縮短，各行其是。

③面剪式運動，兩隻手臂上下擺動，就像向遠方好友雙手揮動打招呼一樣。

④平面擺動，兩隻手臂就在一個面左右擺動。

⑤非平面擺動，兩隻手臂的擺動可以前後同時擺動，不在一個
面上。

⑥非平面扭轉，兩隻手臂各一前一後，一後一前，前後擺動。

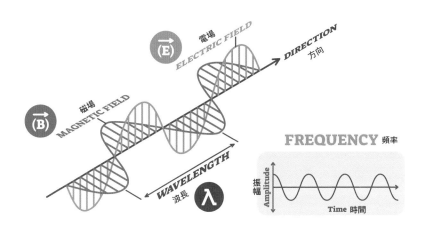

　　所以，分子振動是指分子內原子間進行的週期性來回運動，而不包
含分子的移動和轉動。這種振動**具有週期性的運動頻率，稱之為振動頻
率**，隨組成分子的原子質量，分子有不同的振動頻率，這些振動頻率經
常位於紅外光的範圍中，因為熱能能促使分子產生較為劇烈的振動，因
此在光譜學上常用**紅外線吸收光譜法**與**拉曼光譜學**來測量分子的振動頻
率，藉由吸收光的頻率來分析對應的分子結構[2]。

☀ 共振吸收的現象

　　分子振動的能量是量化的而不是連續的，這表示分子只能在某些「允許」的頻率下拉伸和彎曲。而且分子如果暴露在與其一種振動模式的頻率相匹配的電磁輻射下，那麼它將會吸收輻射中的能量並跳到更高的振動能量狀態，這表示振動幅度將會增加，但振動頻率會保持不變，**這就是分子對電磁輻射產生共振吸收**（resonant absorption）**的現象**。

　　這意思是說給予的能量越高，照道理分子振動頻率應該要更高，結果振動頻率居然沒有任何改變，可見這些能量已經被吸收了，因此根據這個結果我們可以推斷出共振吸收的範圍。

　　在自然界中，絕大多數的生物和物質都含有高分子的碳、氫、氧、氮等原子，並且是以不同的組合形成的分子，分子振動相對應的波數如第 35 頁圖 4 所示，大部分的波數在 400（對應波長 25μm）與 4000（對應波長 2.5μm），所以，分析紅外光的吸收光譜，可以判斷待測物質中存在的可能的分子結構。[3]

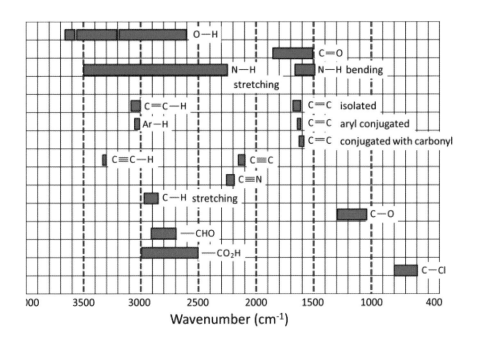

圖 4　不同分子結構振動對應的吸收光波數

☀ 吸收光譜的區域

　　如果物質中的原子種類與數量較多，分子結構會相對較複雜，相對應的紅外光吸收光譜也會存在許多吸收的光，如第 37 頁圖 5 所示為 C_6H_{12}（己烯 Hexene）的吸收光譜，其中包括含有雙甲基與單甲基側鏈的異構物。由紅外光吸收光譜分析己烯結構，可分成兩個步驟，首先確認主要吸收頻率區域中的官能基，接著詳細比較未知樣品的光譜與包含所有官能基的純化合物的光譜，**此即所稱指紋區域（fingerprint region）判別**，亦即每一個吸收光譜可以作為特定分子結構的指紋來判讀 [4]。

　　望文生義，所謂的指紋區域就像人的指紋一樣，形狀條紋複雜但是仍然可以在任何細微處判別每個人專屬的指紋，這一個區域的振動類型重疊而且複雜，**差異很小**，但因為分子結構的**變化非常敏感**，只要分子結構有微小的變化，都會在光譜的特定部份有明顯的改變，而這個改變剛好可以判別其特定分子的結構。

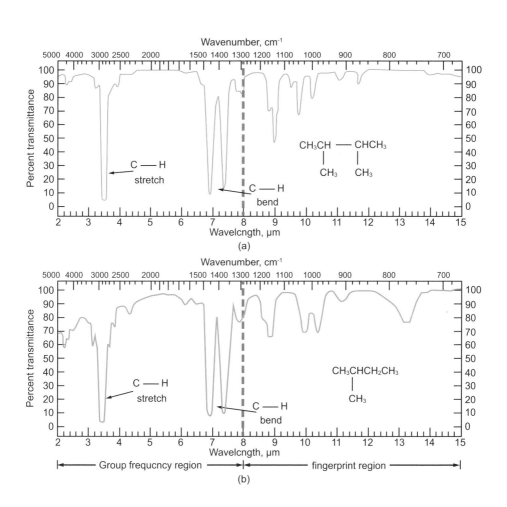

圖 5　己烯異構體的紅外光吸收光譜

相同的官能基在不同的分子結構中，會呈現不同的吸收光，如圖5的己烯異構物一般，在不同的分子中產生不同的吸收波長如下表2所示，碳與氫鍵結的分子，在烷烴（Alkanes）與芳香烴（Aromatic rings）分子中，具有不同的吸收光的波長，烯烴（Alkenes）分子，其中含有類似芳香烴分子中的碳與碳原子雙鍵，因此兩者的吸收光波長會相近，經由紅外線吸收光譜可以了解可能存在的官能基，經由比對資料庫的光譜可進一步判定其分子的結構，以及分子相對應的性質，這就是**紅外線光譜法（Infrared Spectrometry）**，用以了解未知分子的結構與性質。

表2　有機分子中官能基相對應的吸收光波長

Bond	Type of Compound	Frequency Range, cm^{-1}	Intensity
C—H	Alkanes	2850–2970	Strong
		1340–1470	Strong
C—H	Alkenes $\left(>C=C<^H_{}\right)$	3010–3095	Medium
		675–995	Strong
C—H	Alkynes (—C≡C—H)	3300	Strong
C—H	Aromatic rings	3010–3100	Medium
		690–900	Strong
O—H	Monomeric alcohols, phenols	3590–3650	Variable
	Hydrogen-bonded alcohols, phenols	3200–3600	Variable, sometimes broad
	Monomeric carboxylic acids	3500–3650	Medium
	Hydrogen-bonded carboxylic acids	2500–2700	Broad
N—H	Amines, amides	3300–3500	Medium
C=C	Alkenes	1610–1680	Variable
C=C	Aromatic rings	1500–1600	Variable
C≡C	Alkynes	2100–2260	Variable
C—N	Amines, amides	1180–1360	Strong
C≡N	Nitriles	2210–2280	Strong
C—O	Alcohols, ethers, carboxylic acids, esters	1050–1300	Strong
C=O	Aldehydes, ketones, carboxylic acids, esters	1690–1760	Strong
NO_2	Nitro compounds	1500–1570	Strong
		1300–1370	Strong

人體吸收的範圍

　　組成生物體的高分子基本上都是由碳、氫、氧、氮、磷等原子所形成的，各種高分子振動的共振頻率都在遠紅外線的範圍，因此遠紅外線為各種高分子共振吸收的能量。以人體為例，組成身體的高分子結構相對複雜，相對應的共振頻率由表現出來的平均體溫 36.5℃，由維恩定律換算等於 9.3μm 的光波，因此在 9.3μm 附近的遠紅外線能量，為可以人體共振吸收的能量，在所有電磁輻射的能量中，尤其是接近 9.3μm 波長的遠紅外線能量，是人體最能吸收或吸收效率最高的能量，這也是遠紅外線對人體相當重要與關鍵的基礎。

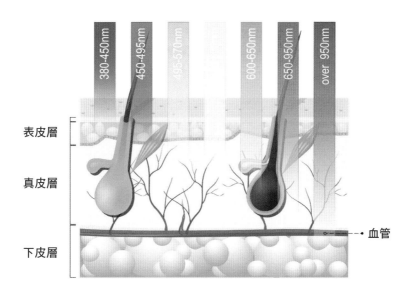

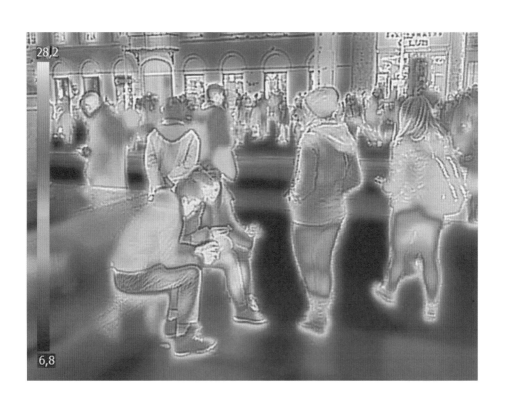

2.遠紅外線的基礎應用

本章導讀

　　遠紅外線被稱為生育光線，能促進生物體生化反應，與水分子也有共振吸收的作用；透過熱影像儀可觀察到遠紅外線作用於人體的熱能分布。由材料的晶體特性說明可產生放射遠紅外線的無機材料，並利用多種成分組成高放射率遠紅外線材料，透過放射率測試評估材料的遠紅外線放射性能，作為發展生物體與水分子作用相關應用產品的基礎。

　　對於人體的作用效果，則透過紅外熱像儀作為臨床醫學上的診斷工具，經過對疼痛相關的熱功能障礙，或是組織細胞的工作溫度等熱像儀分析，可以判斷遠紅外線協助人體調理朝向正向發展的功能。

遠紅外線的重要性

　　前一章節有提過的共振吸收，就是給予的能量越高，分子振動頻率應該更高，但結果振動頻率居然沒有任何改變，表示這些能量已經被吸收，由此我們可以推斷出共振吸收的範圍。在自然界中，絕大多數的生物和有機物質大多含有高分子的碳、氫、氧、氮等原子，而且大部分的波數在 400（對應波長 25μm）與 4000（對應波長 2.5μm），所以分析紅外線的吸收光譜，可以判斷待測物質中存在的可能的分子結構。

☀ 生育光線

　　基於上述，生物體主要組成是有機高分子，因此具有紅外線吸收光譜，會有共振吸收的現象。如果以**維恩定律（Wien's law）計算**，體溫36.5℃相當於9.3μm的光波，該光波是人體可以吸收的最大值能量光波，因為人體組織相對複雜，而且體溫也在36.5℃上下溫度範圍間，因此以最大能量吸收的光波為主，在9.3μm的基準往長一點和短一點的波長，也會有共振吸收的現象，所以一般以波長8至12微米的光波為人體可吸收的光波。而且這段範圍的光能高效率地提供人體和生物各種生化活動的能量，因此**被稱為生育光線**。

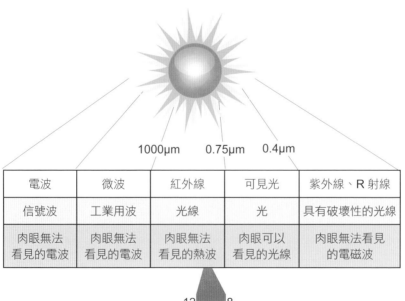

電波	微波	紅外線	可見光	紫外線、R 射線
信號波	工業用波	光線	光	具有破壞性的光線
肉眼無法看見的電波	肉眼無法看見的電波	肉眼無法看見的熱波	肉眼可以看見的光線	肉眼無法看見的電磁波

生育光線

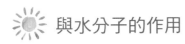 與水分子的作用

不是只有生物體的有機高分子可以對遠紅外線產生共振的現象而已，約佔人體高達 70% 的水份，對於遠紅外線也會產生分子振動。

水是由兩個氫離子與一個氧離子組成，受到紅外線的作用產生分子振動，並隨其結構也會存在類似高分子的共振吸收，因此也具有紅外線吸收光譜，如圖 6 所示。

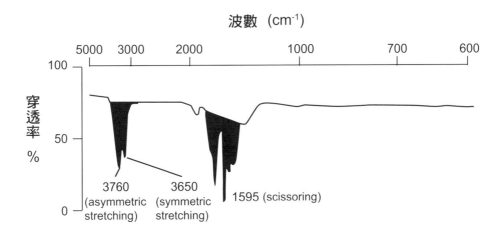

圖 6　水的紅外線吸收光譜

水吸收的光譜主要有對稱與非對稱位移振動的吸收光（波長約 2.7μm），以及剪切振動的吸收光（波長約 6.3μm），所以紅外線的能量也是水分子可接受的能量，受到此波段的紅外線（也有稱為遠紅外線）作用的水分子，會產生活化與水分子凝團小分子化，此為所謂**活水或小分子水的名稱基礎**。經遠紅外線作用後的水，參與生化作用的能力提高，因此遠紅外線對生物體的重要性來自於其對有機高分子與水的共振吸收作用。

　　所以，市場上有些標榜活水機器或是飲水用具，就是將可以釋放遠紅外線的材料，透過產品製程與運作的設計，讓這些遠紅外線無機材料和水有感應而產生水分子共振吸收能量，也促使水小分子化，進而影響人體有機體的共振吸收作用，並使人體器官獲得額外的能量，促進生長。

水的功能：對人體健康的益處

潤滑

調節溫度

幫助食物
轉化為能量

參與
消化過程

有益皮膚

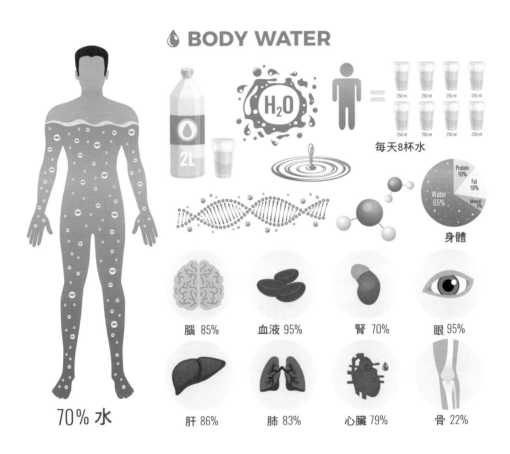

○ BODY WATER

每天8杯水

身體

70% 水

腦 85%　血液 95%　腎 70%　眼 95%

肝 86%　肺 83%　心臟 79%　骨 22%

遠紅外線的成像與應用

　　我們要怎麼知道遠紅外線有作用到生物體上面，總不能單憑科學數據曲線表示就相信了吧，如果有「眼見為憑」的證據那就更好了，這樣大家對於遠紅外線的作用範圍與成效，就會有非常清晰的「畫面」了。

熱影像儀

　　透過熱成像的工作原理，即熱影像儀，遠紅外線就可以一覽無遺了。

　　因為高分子受到紅外線作用會產生分子振動與紅外線吸收。相對的，分子振動會產生紅外線向外輻射，因此溫度愈高，分子振動能量愈大，輻射的紅外線能量也會愈高，可經由觀測振動分子的能量，觀測到對應的溫度，**此即熱成像（Thermography）的工作原理，這就是熱影像儀（或稱熱像儀）的基礎。**

　　所以，呈現出來的熱影像並不是物體的影像，而是物體的能量分布圖譜；如果物體本身的溫度比周圍溫度高，就可以從熱影像觀測到物體的整體形狀。

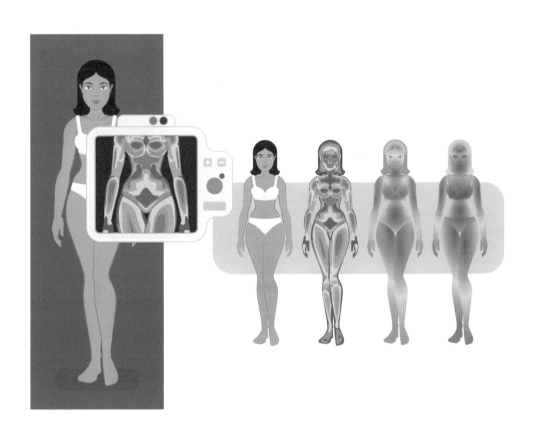

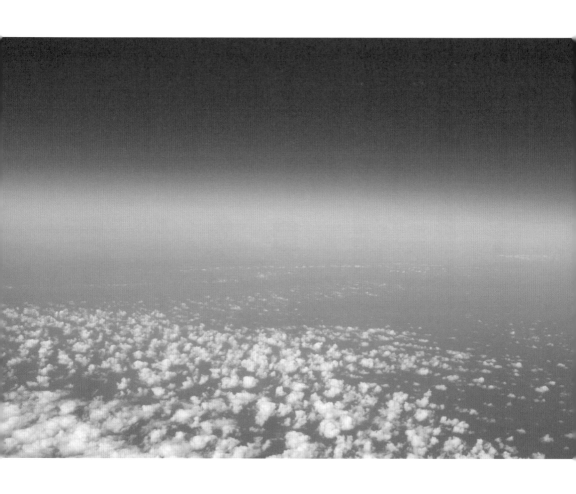

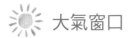

大氣窗口

　　不過，大氣會造成紅外線的衰減，限制了紅外線測溫的能力，所以大氣的作用不可忽視。大氣中各種氣體分子、水蒸氣、粒子等，對紅外線的吸收和散射作用是造成紅外線衰減的主要因素。大氣中主要的紅外線吸收以水與二氧化碳為主，其吸收光譜如圖 7 所示，其中由 $8\mu m$ 到 $14\mu m$ 的範圍內，紅外線的吸收相對弱，紅外線容易穿透，**因此該區域稱為大氣窗口（atmospheric window）**，一般大氣窗口有數個（天文觀測的濾鏡有 8 個），此區域的波長範圍相對廣，為透過大氣進行紅外線能量（熱像儀）觀測的重要波長範圍。

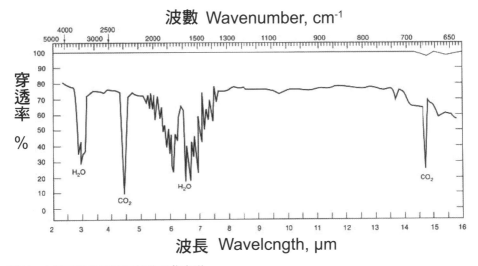

圖 7　水與二氧化碳的紅外線吸收光譜

☀ 熱像儀偵測

　　我們要感謝大自然的另外一個恩賜，本來紅外線受到諸多氣體水蒸氣的干擾，但偏偏在人體紅外線共振範圍 8μm 到 14μm 幾乎是透明的，也就是說，用熱影像儀就可以在正常的環境中觀測到人體的熱影像，而不必擔心紅外線輻射會被衰減而變成難以偵測。

　　熱像儀偵測是以物體輻射的紅外線能量為標的，因為紅外線能量會經由空氣之後才到達熱像儀，為避免空氣吸收紅外線造成測試的誤差，因此熱像儀的工作波長一般會設定在大氣窗口的範圍內，讓紅外線輻射可以幾乎無損失的通過，而且正因為熱像儀使用的工作波長涵蓋生育光線，因此熱像儀在人體的運用方面更為廣泛。

　　熱像儀使用遠紅外線的感測器來測量物體紅外線能量的分布，再經過演算轉換成物體的溫度分布，而由於感測使用的波長較長，因此可以偵測到體表到體表以下的溫度狀況。所以，熱像儀可以計算出身體內各個組織細胞的溫度，這個和以紅外線測試槍測試，只呈現體表溫度，有實際的差異。

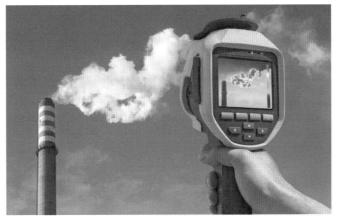

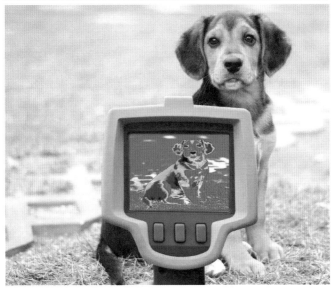

☀ 人體觀測的應用

人體內有許多生化活動（反應）持續進行，這些反應會產生熱能，就如前面章節所提到的分子振動產生紅外線能量一樣，透過熱像儀可以直接觀測到體內組織細胞工作的狀況。觀測到的溫度愈高，代表組織細胞愈活躍，也代表該處的組織細胞愈正常。所以透過熱像儀的觀測，能夠了解體內組織細胞的健康狀況，因此，有人說熱像儀可以進行非侵入式的健康檢查，很適合用來篩檢，做初步了解是否需要進行深入的健康檢查。

因此，經常手腳冰冷的人，如果使用熱像儀觀測腳部的組織，那麼該部位的組織溫度一定不高，這也表示該區域的組織細胞不活躍，相對地氧氣和血流能量也就比較不高，其健康狀況就值得注意了。

2008 年針對一項對類風溼關節炎的觀察[5]，發現類風濕關節炎的特徵在於關節的反覆發炎過程，伴隨著覆蓋在關節皮膚表面的高溫。紅外熱成像技術（熱像儀）可以對關節受累的強度和程度，進行客觀可量化與可重複的測量，可以客觀和定量地評估不同治療選擇對減輕發炎症狀過程的強度與治療效果，並透過紅外成像相互比較，為當前使用的半定量計分方案提供了替代方案。

　　另外，2011 年根據使用熱像儀對於**雷諾氏病**的一項觀察 [6] 如圖 8 所示，**雷諾氏病的特徵是手指的手指動脈突然間歇性疼痛性血管痙攣**，這種刺激是由寒冷或情緒緊張引起的，通過熱像儀可以量化疾病的嚴重程度，並且可以針對連續發作進行比較。由於有潛在疾病過程的差異，雷諾氏綜合病徵的主要和次要形式也可以透過熱像儀來區分，為進一步的診斷程序和疾病的個體化管理提供有用的信息，並且具有癒後價值。

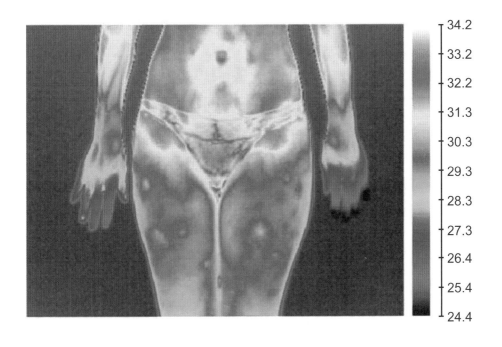

圖 8　手指的雷諾氏病的熱像儀觀測，左手的指尖溫度過冷。

膝關節的複雜結構在人體連續的重負荷使用之下，隨之而來的骨關節炎便是膝關節組織的退化性疾病，而且會伴隨不同程度的發炎症狀。45 歲以上的人，至少會有一次臨床驗證的骨關節炎發作，而且伴有疼痛症狀和短暫性關節炎導致的活動受限，其中平均風險為 40％至 45％。因為髕骨（patella）的厚骨板會阻止膝關節透過髕骨散發熱量，導致熱量會在髕骨的邊緣散發，因此熱像儀可以觀察到圍繞在髕骨周圍一圈偏暖的區域。但在膝蓋發炎的情況下，代表周圍略帶溫暖帶髕骨會變形或完全消失，因此覆蓋發炎的膝蓋組織的皮膚溫度會升高，透過熱像儀我們就可以觀測到熱影像的變化，如圖 9 所示，左膝骨關節炎的熱影像顯示，在左膝蓋處有一溫度偏低的區域，與正常的右膝蓋相比，溫度明顯較低。在整形外科中，紅外熱影像技術也獲得許多方面的認可。這是一種出色的診斷工具，可在進行游離皮瓣（free flap）手術之前識別主要的穿支血管，有助於進行術前的計劃。手術中將游離皮瓣的血管（動脈和靜脈）連接到重建部位後，紅外熱影像可監測游離皮瓣的灌注。且在術後階段，評估困難的游離皮瓣，並了解臨床症狀是否與皮瓣灌注問題有關，或是由於其他原因（感染等）所引起的。

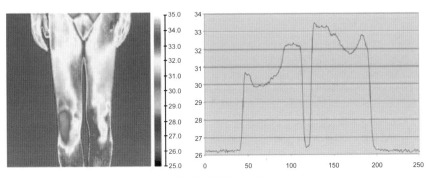

圖9　膝蓋骨關節炎的熱影像（左）與膝蓋處溫度曲線（右）

　　紅外熱像儀已成為臨床醫學的寶貴診斷工具，尤其在評估人體體表方面。細胞能量利用的生物物理和生化基礎，以及標準代謝率的分子起源，已經在哺乳動物中得到很好的研究，因此，紅外熱像儀圖像解釋具有明確的科學依據。循環系統或發炎性疾病和狀況對某些身體部位的熱穩態具有重大影響，可透過紅外熱像儀對其進行評估。對疼痛相關的熱功能障礙進行定量評估，透過紅外熱成像技術可使用於身體許多部位。而且紅外熱成像是一種非侵入性，非輻射，低成本的檢測工具，其應用領域將會隨著技術的進步而不斷增長。

　　所以，透過熱像儀的溫度顯示，比照正常組織細胞運作，根據應該有的溫度，就可以知道受損的部份或是血液不通順的情況；相反地，如果遠紅外線可以促使組織細胞共振，吸收能量而使得組織細胞的溫度提升，那就更能顯示遠紅外線的功效，所以熱像儀利用「大氣窗口」讓紅外線自由通過毫無阻礙的自然現象，真的要感謝大自然默默地恩賜。

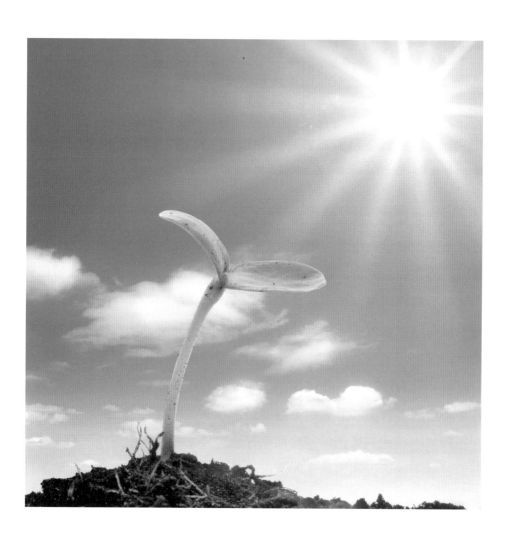

遠紅外線的材料

　　只要是屬於科學的領域就沒有祕密，長期以來遠紅外線被賦予許多類似宇宙能量等神奇描述，但它基本上就是一個很清楚的物理現象，只要您耐心看完本書，你就會知道遠紅外線不僅不是「神話」，而是一個可以利用大自然恩賜的共振能量，為您自己創造一個可以改善身體病徵，或維持健康狀態的好用物質，或是養生產品。

遠紅外線的材料有哪些？

　　我們從最簡單基層說起，原子是組成物質的基礎，在絕對零度（攝氏零下 273.15 度）以上，原子受到溫度（熱能）作用會產生振動，由原子組成的分子，同樣受到溫度的作用也會產生振動，而分子間的原子有鍵結一起，因此振動的行為會彼此牽制，在某些特定的振動模式下有最大的振幅，即所謂的共振現象。

　　分子在接受到最大的能量並且產生共振的狀況，同時在共振的情況下也會釋放出最大的能量，而釋放的能量是以光波形式向外輻射。由分子中的原子質量、鍵結長短與強度，計算出共振模式下的最大能量，均落在紅外線的範圍內，因此，紅外線光譜可以鑑別分子的官能基，同時

也說明分子可以在接受熱能的激發下輻射紅外線能量，其中有些結構分子輻射的光能波長在遠紅外線的範圍內，因此稱為遠紅外線的放射體。

　　自然界除了太陽光可以放射遠紅外線之外，幾乎所有無機材料都有不同程度的遠紅外線放射率，隨著結晶性愈高，遠紅外線的放射能力也就愈強，放射率較高的無機材料大致上有氧化物、碳化物、硼化物、矽化物、氮化物，其細項的材料如下表3：

表3　遠紅外線輻射性陶瓷材料

主要成分	原料
氧化物	Al_2O_3, ZrO_2, MgO, TiO_2, Cr_2O_3, MoO
碳化物	ZrC, SiC, B_4C, TnC, Cr_3C_2, VC, UC
硼化物	TiB_2, ZrB_2, CrB_2, HfB, NbB_2, WB
矽化物	$TiSi_2$, $MoSi_2$, WSi_2
氮化物	Si_3N_4, TiN, HfN, TaN, ThN, UN, VN

　　所以，有一些材料的結晶性高、硬度高的物質，如鑽石、碳纖維都有高放射率的遠紅外線，因為結晶性在經過分子吸收能量後共振幅度更大；經過科學實證說明，以上的無機材料都含有大小不等遠紅外線的放

射率，因此，接下來就是我們如何尋找高放射率、低採購成本、低製造成本等配方和比例，來製造對廠商有獲利，消費者有健康效益的雙贏行銷的生活產品。

遠紅外線是有科學的，是可以被重複驗證的，只要正確認知遠紅外線的作用機制，每一位廠商就可以不必聽信「神秘的傳言」而誤用材料，也讓消費者可以安心正確地使用遠紅外線的生活產品。

遠紅外線材料多以無機材料為主，在某些有機質的高分子結構下，也可以共振吸收遠紅外線能量（波長 8 至 12 微米的光能）。

因為無機質的材料，如礦石與經礦石提煉純化的化合物等，是由各種原子所組成的結晶體，原子之間有特定的鍵結方式，因此存在類似分子的電偶極（electrical dipole）成分，受熱的激發也會產生紅外線的光能。組成晶體的原子數量較多，因此振動的行為相對複雜，所以輻射的光能也較寬廣（波長範圍大），有許多會落在遠紅外線的範圍內，因此遠紅外線放射的材料多以無機質的材料為主。

無論是有機或無機質的材料，如果能夠達到輻射人體可以共振吸收的遠紅外線能量（波長 8 至 12 微米的光能），就有機會成為遠紅外線產品運用的主要材料。

☀ 如何分辨材料的效率

　　大多數生物體的重要組成是水，其主要的吸收光能在 2.7 與 6.3μm（請參照前面第 43 頁圖 6 水的紅外線吸收光譜），因此遠紅外線材料的測試波長範圍常以 2μm 為起點，高效率的遠紅外線材料是在 2 至 12μm（有些會延伸至 14 或 20μm）的範圍內，可以偵測出最大的遠紅外線能量釋放（輻射）。

　　因此想要評斷使用材料之遠紅外線的效率如何，通常都會使用遠紅外線放射特性的「放射率」來描述，以黑體材料為比較的基準，測試黑體爐為參考基準，黑體可以全部吸收外來的電磁輻射，而且發射電磁輻射的能力比在相同溫度下的任何物體都要強。以黑體為 100% 能量，在相同波長範圍的情況下，將生產的遠紅外線材料或產品，和黑體放射的遠紅外線能量相比較，得出的比值就稱為遠紅外線的放射率，代表材料放射遠紅外線能量的性能。依照高效率遠紅外線材料的定義，產品的遠紅外線放射率需高於 80%。

　　例如：有產品測得遠紅外線放射率為 92%，就表示該產品和黑體放在一個測試空間內，經過相同的溫度濕度與隔絕所有電磁輻射的條件之下，以黑體放射遠紅外線的能量為 100% 的基準，該產品放射遠紅外線能量相對地只能達到黑體的 92% 之譜，因此斷定該產品的遠紅外線

放射率為 92%，或稱之為 0.92。

　　由原子組成的分子或晶體，受熱能作用會輻射產生紅外線光能，因此基本上所有的物質都會有紅外線光能的輻射，但生物體能利用的波長範圍並不是所有的紅外線，所以，只有能輻射生物體可接受的光能才是遠紅外線材料的重點。也就是說，在紅外線的廣大範圍，從 0.7 微米到 100 微米，真正能夠與生物體產生共振吸收能量的範圍也只有 2 至 12 微米，而且經過精確的計算，與人體的共振就落在 9.3 微米的遠紅外線。

　　生物體接受的遠紅外線範圍涵蓋 2 至 12 微米的光能，但對特定結構的高分子與晶體輻射的紅外線範圍有限，如果使用單一材料會有窄頻的不穩定現象，就像一座孤獨的高峰一樣，但多種材料相互重疊就可以造成穩定而廣泛的放射範圍，猶如一片高原一般。

　　因此，遠紅外線的材料會使用多種成分，並以各成分輻射不同的範圍的光能，來滿足遠紅外線在產品實用性的需求。例如 US6755994 中（第 62 頁表 4 所示），使用二氧化鈦或碳化鈦為主成分，二氧化矽或碳化矽為副成分，以及稀土族的氧化鑭、氧化釔或氧化釹當作微成分，調配成高效率的遠紅外線材料，其平均輻射的遠紅外線能量均可高於 $5.0mW/Cm^2$。這是高於遠紅外線輻射協會（Far Infrared Radiation Association）定義的人體在 36℃ 下遠紅外線輻射能量 $4.5mW/Cm^2$ 的 10% 以上，因此以其為高效率遠紅外線材料的成分配方；反之，如果

以單一種材料晶體或高分子則不容易達到高效率遠紅外線放射的特性。

US2006/0266979 使用氧化鋁為主要成分，二氧化矽、氧化鎂與黏土為副成分，經 1600°C 高溫燒結後的陶瓷體，具有高效率的遠紅外線放射，如第 63 頁圖 10 所示，與黑體輻射相比較有高於 90% 以上的輻射率（一般定義以高於 80% 為高效率遠紅外線放射的基礎）[7、8、9]。

表 4, 遠紅外線材料的成分配方

symbols of materials	A	B	C	D	E	F	G	H	I	J	K	L
Components												
TiO_3	90	70	60	90	70	60	--	--	--	--	--	--
TiC	--	--	--	--	--	--	90	70	60	90	70	60
SiO_3	10	30	40	--	--	--	10	30	40	--	--	--
SiC	--	--	--	10	30	40	--	--	--	10	30	40
La_2O_3	0.2	--	0.2	0.2	0.2	0.2	0.2	0.2	0.2	--	0.2	0.2
Y_2O_3	--	0.1	--	--	--	--	--	--	--	0.1	--	--
Nd_2O_3	0.2	0.1	0.2	0.2	0.2	0.2	0.2	0.2	0.2	0.1	0.2	0.2
Amounc of radiation mW/cm^2	5.5	5.4	5.3	5.2	5.5	5.4	5.2	5.3	5.0	5.0	5.4	5.2

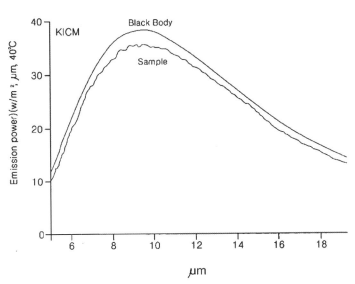

圖 10　85~92% 氧化鋁、3~7% 二氧化矽與氧化鎂、1~4% 黏土經 1600℃ 燒結後的陶瓷體，
其與黑體相比較的遠紅外線放射光譜

　　除了成分配方會影響遠紅外線的放射率之外，材料的粉體顆粒大小也會影響放射率。尤其經研磨粉碎後的粉體，表面積增大與自由能的增加，導致極性成分增加，造成整體的遠紅外線輻射能量的增加，因此提高遠紅外線的放射率。例如以研磨微細化方式，電氣石（Tourmaline）粉體的放射率可達到 97.3%（粒徑 2.67μm）與 99.1%（粒徑 0.2μm），所以，利用粉體微細化也是提高遠紅外線放射率的有效方法。[10]

　　添加稀土族化合物也是提高材料的遠紅外線放射率的方法。有研究報導使用含鐵的矽酸鹽礦物，碳酸鈣和二氧化矽為主要原料，並以硝酸鈰為添加劑，製備的遠紅外輻射陶瓷 [11]，在 1160℃ 下燒結後，CeO_2 和

63

Fe_2O_3 形成固溶體，增加了 Fe_2O_3 的晶體參數（c/a 軸比）和晶面間距。因為鈰的添加改善了陶瓷的遠紅外輻射，其在 5–20 μm 範圍內的最大放射率值為 0.94。

此外，提高材料的製作溫度，使結晶更完整，也是提高遠紅外線放射率的方法，如碳的材料，提高碳化溫度增加石墨相的含量，如碳纖維（一般製作溫度需高於 1650℃），在 4 μm 和 16 μm 之間的波長的遠紅外線能量總強度可達到 11.34 mW/Cm^2，遠高於一般碳黑或活性碳的碳粉。另外，還有一種碳材實例為竹炭或木炭（又稱備長炭），其製作溫度愈高遠紅外線的放射率也就會愈高。

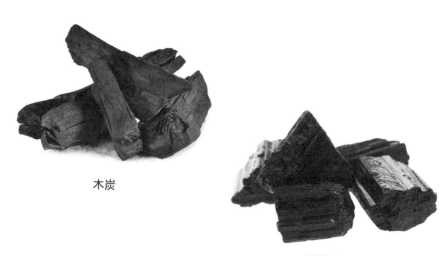

木炭

電氣石

遠紅外線材料性能的評估

　　要評估一個產品是否具有高效率遠紅外線的檢測方法，其實很簡單，從消費者的立場，只要看到一份具有公信力（或是您覺得這個單位值得信任）的檢測報告，在一定的波長範圍（通常報告內會述明），遠紅外線的放射率是多少，有時候以百分比表示，例如 92%、84%，有時候會以小數點表示，例如 0.92、0.84。因為遠紅外線的能量太低，遠遠低於紫外線，所以偵測遠紅外線要用實驗室的檢測儀器才可以確認，無法在賣場上使用一個隨手便利的檢測器就可以偵測到，因此，只能依據檢測單位的數據報告。

　　所以，要評估遠紅外線材料的性能，皆以遠紅外線的輻射能量高低為主，一般以在相同的溫度與波長下，以相對於黑體的遠紅外線能量的比值，稱為遠紅外線放射率來作為評估依據，比值愈高代表產生的遠紅外線能量愈高。遠紅外線能量以生物體可以吸收的數值為產品化的價值所在，因此，常以波長 2 至 12μm（有些會延伸至 14 或 20μm）的範圍為重點，以此波段具有高的遠紅外線放射率作為材料性能高低的評比。

☀ 材料性能的評估

　　遠紅外線能量是以生物體可以共振吸收的商品化價值較高，因此除了高的遠紅外線放射率之外，其輻射的波長在生育光線的 8 至 12μm 範圍有高的能量值才是重要關鍵，所以要挑選波長 8 至 12μm 範圍的遠紅外線放射率高的材料，再做適當的比例分配。

　　評估遠紅外線的作用有兩個方法，一是以上述的遠紅外線放射率做為直接評估材料性能的方法，二是使用遠紅外線作用的效果作為評估性能的方式，這也是一般在市上銷售通路常見的實驗展示方法，因為經過遠紅外線作用之後，即會造成的血流速增加與體表溫度增加，而且藉由適當的觀測儀器就可以評估遠紅外線材料或產品的性能，這種以最終效果展現的評估方式需要有對照樣本做比較（例如沒有遠紅外線照射的對象樣本），以確定遠紅外線性能的高低。

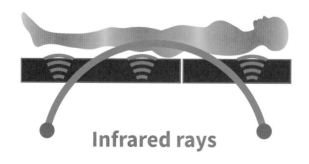

　　如果遠紅外線以水為作用對象，其最終效果會是提高水的 pH 值（酸鹼值）、溶氧量與還原電位，但這個作用效果相對小，因為遠紅外線本身的能量很低，即便如此，還是會有些微的變化，所以檢測時必須避免環境的干擾，例如水中雜質與環境中存在的遠紅外線等都要排除，如此測試的結果才會比較正確。

材料的使用期限？

　　廠商和消費者經常問的問題是這個遠紅外線產品可以用多久？因為大家既有的觀念大多是「錢花光了就沒了」的耗材概念；實際上，只要遠紅外線材料的晶體或分子結構還存在，它就有效。反過來思考，如果遠紅外線的材料是「耗材」，那麼地球已經活了五十億年了，早就沒有遠紅外線材料了，因為早就耗盡光了，所以，**遠紅外線不是耗材，沒有使用期限**。

　　答案是，遠紅外線材料的作用機理是吸收熱能（或稱近紅外線），轉換成遠紅外線能量，所以這個材料是轉換能量的介質。

　　要評估這個轉換能量的介質材料能放射多高效率的遠紅外線，就必須提高材料的溫度，提高可輻射的遠紅外線能量，並且要避免環境與感測器靈敏度等因素的影響，才能提高性能評估的準確性。所以，在測試時要提高材料的溫度，一般以所用感測器能感測的最低能量為測量的底

線，其測試獲得的遠紅外線放射率會更準確。

　　遠紅外線放射率為材料內部晶體或高分子結構所決定，屬於材料的本質，不會隨溫度提高而改變，因此遠紅外線放射率不會隨溫度的提高而改變，理論上高溫測得的數值與室溫測得的相同，所以實驗室通常以提高溫度來測試遠紅外線放射率為性能評估常用的方式。

　　因此，當您看到測試報告的實驗溫度是攝氏 60 度，您就不需要再問一般常溫攝氏 25 度的放射率是多少了，因為答案就是如測試報告所表示的放射率，完全一樣；溫度的提高只是讓遠紅外線放射能量加大，容易偵測而已，與本身的效率無關。

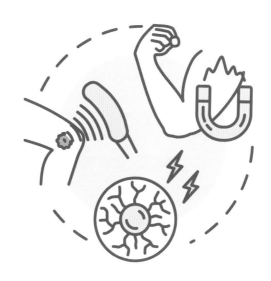

遠紅外線對生物體的作用

　　一般人如果有一點閒錢，有時候也會想要去泡溫泉，有時候會多買一些健康食品，有時候會做有氧運動，其中大多數的理由都是為了讓身體好，更進一步說法是為了促進血液循環讓身體健康，這一方面，大自然的遠紅外線也貢獻很多。

生化反應

　　我們經常說「**新陳代謝**」，**其實它是生物體中生物化學反應的總稱（簡稱生化反應），是生物體與環境之間的物質和能量交換的作用**，也是生物體內物質和能量的自我更新過程，包括合成**代謝的同化作用**與**分解代謝的液化作用**兩類。

　　要構成生化反應的條件和一般的化學反應相同，它需要**反應物、能量**與**觸媒（酶）**：

1. 反應物：物質原料（如食物與蛋白質、醣類和脂類等這類的生物分子）。

2. 能量激發反應的進行，觸媒（酶）提供催化作用，使生化反應加速進行。

69

遠紅外線可做為有機高分子共振吸收的能量，因此容易作用在生化反應的反應物上，促使反應的進行，這就是遠紅外線對生物體作用的基礎。

生物體中的「細胞」是生化反應的要角。細胞也會受到遠紅外線的作用，進而使細胞活性提高（活化），加速新陳代謝進行，同時也會提高細胞對有害物質（如氧化自由基）的抵抗能力，前者有助於細胞的生長，以及各種酶的生化物質合成，催化生化反應進行與改善免疫系統，後者則會增加細胞抗氧化的能力，提高細胞的生命週期。

「水」是生物體內電解質的主成分，遠紅外線對水的活化作用，提高了水的溶解力與滲透力，增加生化物質的運送與幫助生化反應的進行。遠紅外線作用能激活生物體中的細胞與水，而這個雙重的作用就是遠紅外線有利於健康的基礎。

☀ 對細胞的作用

遠紅外線對細胞的作用機理相對較複雜，以血管內的作用機理如第72 頁圖 11 所示，包括以下 5 種機制：

1. 遠紅外線（FIR）增加了血管內皮幹細胞（EPC，endothelial progenitor cell）的活性（前體可分化為內皮細胞）。

2. 血紅素加氧酶（H0-1）是一種誘導型異構物，催化血紅素裂解為膽紅素和一氧化碳，兩者均是有效的抗氧化劑。

3. FIR 透過增加外周血流量引起層流切應力的增加，從而刺激內皮型一氧化氮合酶（eNOS）的表達。

4. FIR 直接刺激 eNOS 並於血管內增加一氧化氮（NO）的產生進而協調改善血管的功能。

5. FIR 也可能會像轉錄因子 2（Nrf2）一樣刺激核紅細胞 2 的表達。轉錄因子可透過與細胞核中的內源性抗氧化劑反應元件（ARE）結合來調節抗氧化劑的表達。

以上作用的基礎來自於細胞的活化，促進酶與抗氧化劑等生化物質的合成，進而產生對心血管系統的助益[12]。

如果適度調高溫度可增加遠紅外線的輻射能量，那麼遠紅外線作用的效果會更顯著，因此對遠紅外線材料加熱將可達到更好的保健效果。因此預期遠紅外線加熱器將會成為保健甚至醫療常用的器材。遠紅外線桑拿（Sauna）就是一個典型的代表，已經有相當多的遠紅外線桑拿產品問世。遠紅外線桑拿的健康訴求，包括提高體溫刺激免疫系統，活化

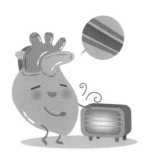

汗腺清除體內累積的毒素，以及加速心跳提高血液循環等。

　　因為遠紅外線的波長更長，比近紅外線能量（波長較短）更能深入人體產生共振效果，因此遠紅外線桑拿也稱為**深層加熱**，能促進排汗，加速排除體內組織細胞累積的毒素。這些作用基礎仍來自組織細胞與水的活化，以及促進各種生化物質的合成，只是經由加熱可以縮短作用的時間與提高作用的效果。

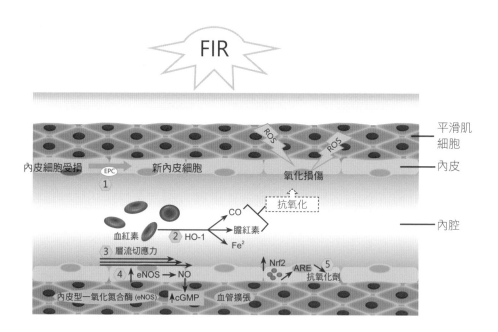

圖 11　遠紅外線在血管內的作用機制

遠紅外線與人體最主要的作用機制在透過體內分子對遠紅外線的共振效果，產生溫熱效應，不僅能促進血液循環與新陳代謝，還能減少血管脂肪堆積降低動脈硬化的風險。

遠紅外線對水的作用

我們從小經常被告知要多喝水，看完醫生，醫生最後一句話也通常都會叮嚀要多喝水。大家都知道水很重要，但好像也沒有投注太多的關心，可能是水取得太方便，因此就忽略它，也可能是喝水所產生的立即健康效應不明顯，所以就覺得還好不常喝也不會怎麼樣因此而忽視。

☀ 水在人體內的作用

水對人體很重要大家都知道，但如果把遠紅外線的作用加到水裡，對健康會更加有益。因為人體中有 70% 是水，在生化反應中水所扮演的角色就是作為離子傳導途徑的電解質。

但是一般的水含有氫鍵會產生凝團，就是俗稱的大分子團水。您可以想像體積超大的水分子，凝團大的水溶解與滲透力較低；如果能夠將它改變為小分子團的水，就有大的活性，有利於生化反應的進行。

☼ 蒸發試驗

　　針對以純水在遠紅外線作用下的蒸發試驗如第 75 頁圖 12，純水以遠紅外線材料處理 12 小時，與未經處理的純水對照組比較重量損失，有處理的水重量損失較多，明顯的蒸發速度快很多，證明遠紅外線輻射能提高水分子能量（或稱活化），導致容易脫離氫鍵的束縛而蒸發。

　　水的黏度也是觀測水分子大小的方式，水分子之間的氫鍵鍵結愈多，水分子的流動性就愈差，表現出來相對會有較高的黏度，但在遠紅外線作用後的水有較低的黏度與較好的流動性。因此推演到人體，您就可以明白，經常喝經過遠紅外線處理過的小分子團的水，身體的水分子能量就會提高（活化），對於水的溶解能力和滲透力也將會提升，其衍生的健康效果是可預期的。

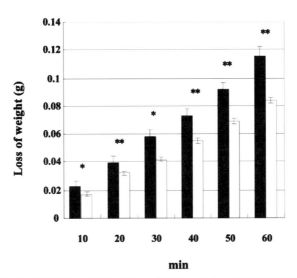

圖 12　純水經遠紅外線材料處理（黑色）與未處理（空白），在室溫下隨時間的重量變化。

　　電解質需要水，以提高其溶解度，並且可提供較多的反應物與產物的進出，因此高溶解度的水可以增加生化反應的速率。**以下實驗使用牛血清白蛋白（bovine serum albumin, 簡寫成 BSA）**作為水溶解度的試驗，結果如第 76 頁圖 13 所示，經過 23 小時後，BSA 的溶解度在遠紅外線處理的水中，比未處理的水中高 4 倍。

　　另外，用糖或鹽來作實驗，結果一樣。有遠紅外線處理的糖或鹽水溶解度較高。

　　使用遠紅外線處理過的水，水分子中的氫鍵弱化，導致黏度降低、

水分子凝團與表面張力降低，以及溶解、擴散與蒸發的能力提高，相當於提高水的活性，因此，遠紅外線處理過的水，有人稱之為活水或小分子水。

但遠紅外線的處理方式與水中雜質的含量會影響水質改變的效果，所以用遠紅外線處理過的水，其表現的物理與化學性質不盡相同，影響生化反應的程度也會不同。尤其在處理後放置時，受環境溫度的作用，也會漸漸回到平衡的狀態，與未處理的水性質相同，因此，生化反應的同時施加遠紅外線的能量，是最能確保遠紅外線作用的效果[13]。

所以，要使用遠紅外線處理的水，除了要多留意水中雜質之外，在短時間喝掉也是重點之一，因為受到外在條件的影響，會自然逐步朝向平衡態方向前進。

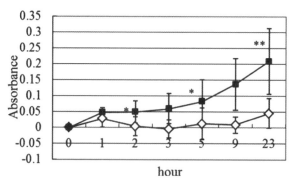

圖13　牛血清白蛋白（BSA）在經遠紅外線處理（黑色）與未處理（白色）的水中溶解度變化情況

3.遠紅外線對生物體的效益

本章導讀

　　遠紅外線可視為輔助或改善病徵和維持健康的工具，有提高細胞抵抗氧化與發炎的能力；在改善心血管功能，改善肌肉痠痛與運動恢復，促進循環和疼痛緩解，以及活化細胞促進代謝等方面，諸多的實驗數據顯示，遠紅外線都有正面增強的效應。

　　研究遠紅外線引證多項病徵所提出的醫學理工實驗數據，闡明遠紅外線的作用是累進的，需要較長時間的使用才能顯示其效果，因此對於年老退化、慢性疾病、長時間不適症狀等的情況，使用遠紅外線有助於適度改善自身的生活品質。

　　人體對於遠紅外線特定的 9.3μm，或是再調整溫度變數，擴大到體溫高低不等的生物體（任何植物動物）劃出特定的範圍 2-12μm，這個波段可以促使組織細胞共振吸收能量的效果，光是這一個簡單的物理和生理作用，就可以引發一些正面的生化效應，這就是遠紅外線能量對生物體產生作用與效益的基礎，但因能量相對弱需要長時間使用才能展現效果。

　　所以，遠紅外線應該可以視為一種「輔助或改善」病徵和維持健康的工具，依照每個人的病徵而有不同的改善效果，本章即針對各種因遠紅外線的輔助對生物體有多種改善的效益，並研究探索其背後的作用機制，特別是針對每個議題尋找相關的研究文獻，理解其反應的原理。

唯有正確認知生物體和遠紅外線之間的互動機制，才有信心利用大自然恩賜的遠紅外線來改善自身的健康狀態，也唯有如此人們才會長久使用；有鑑於一般人只是知道遠紅外線而不去了解其原因與其作用機制，在不知其所以然的情況下，大多使用一小段時間就放棄，殊為可惜。因此，本書特別費心整理各項研究文獻，目的就是「講清楚」，其最終目的就是希望大家都可善用遠紅外線來維持長久的健康。

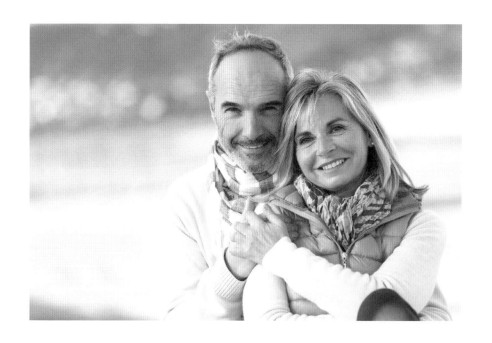

抗氧化、抗發炎

隨著年齡的增長，我們的身體機能會日漸退化，尤其是組織細胞的功能衰退，是快速邁向衰老死亡的重要議題。而會造成細胞功能衰退與死亡的危害因子就是氧化自由基，因此，減少自由基或是提高細胞抵抗氧化的能力，是維持細胞正常運作的重要基礎。

過氧化氫 H_2O_2（俗稱雙氧水）是動植物有氧細胞中正常氧代謝的副產物，所有生物都具有過氧化物酶，可將低濃度的 H_2O_2 分解成水和氧氣，一旦過氧化氫濃度太高，分解不及而殘留太多，「脫韁而出」的過氧化氫就會對細胞造成毒害。

超氧化物和過氧化氫是活性氧自由基（Reactive Oxygen Species, ROS）的主要來源，並且會在某些病理過程中產生作用，包括神經變性、衰老，以及心臟和肺部毒性等。因此有科學家透過使用小鼠體內的巨噬細胞進行動物實驗[14]，透過遠紅外線影響細胞內 H_2O_2、細胞色素 c 和 NADP + / NADPH（nicotinamide adenine dinucleotide phosphate, NADPH 為一種還原型輔酶）的比值水平，來推估在哺乳動物細胞中表現出抗氧化的特性，如第 80 頁圖 14 所示。遠紅外線減少 ROS 如第 81 頁圖 15，對照（Control）組和遠紅外線（FIR）組的平均吸光度分別為 0.139 和 0.122。遠紅外線（FIR）組中 H_2O_2 消失的程度明顯大於對照組，下降了 12.23％。該結果證實，遠紅外線可以輔助生物體清除 H_2O_2。

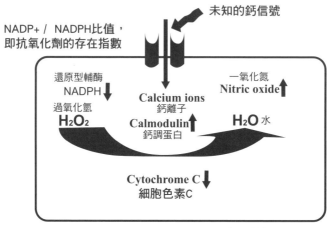

圖 14　使用鼠巨噬細胞實驗推測的遠紅外線抗氧化作用的可能途徑

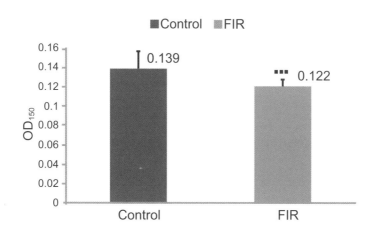

圖 15　流式細胞儀分析細胞內 H_2O_2 的水平，遠紅外線（FIR）組低於對照組。

　　台北醫學大學分別使用過氧化氫以及合併與 X 光輻射照射，作為觀察在「有」與「沒有」遠紅外線的作用下，人類乳腺上皮（MCF-10A）細胞的存活狀況 [15]。在這兩種情況下，有遠紅外線作用的細胞均有明顯較大的擴散率，顯示遠紅外線具有提高細胞的抵抗能力。

　　由於透過觀察分析發現在發炎的部位，存在有環氧合酶（Cyclooxygenase, COX）的產生狀況，也就是該發炎部位累積大量 COX-2。因此在藥理上，只要抑制 COX 就可以減輕炎症的疼痛症狀，這就是非類固醇消炎止痛藥的藥理方法。如第 82 頁圖 16 所示，研究亦發現在過氧化氫或 X 光照射後，環氧合酶均有明顯增加（發炎狀況），如果再使用遠紅外線作用之後，細胞的環氧合酶增加量就會偏低，這和沒有使用遠紅外線作用的一般情況，兩者相較之下，研究顯示出遠紅外線有提高細胞抵抗氧化與發炎的能力。

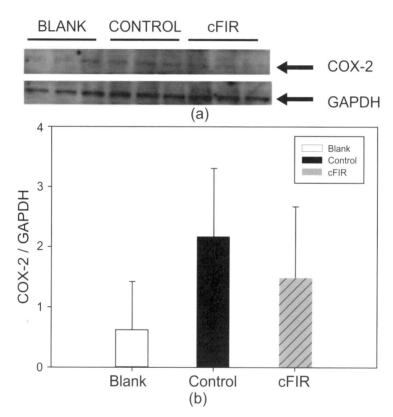

(a)

(b)

圖 16 與空白組相比（未進行 X 射線照射），在接受 2-Gy X 光照射（無遠紅外線作用）的對照組（control）和 X 光照射且有遠紅外線作用（cFIR）組中，COX-2 / GADPH（抗甘油醛 3- 磷酸脫氫酶）的產生量。

　　另一項動物實驗也可以證明遠紅外線具有減輕炎症和其他正面效益，這項研究是使用脂多醣誘導的腹膜炎小鼠的模型 [16]，分析小鼠外周血單核細胞的轉錄因子（RNA）水平以及白細胞介素6（interleukin-6, IL-6），腫瘤壞死因子 α（tumor necrosis factor alpha, TNF-α）和內皮型一氧化氮合酶（endothelial nitric oxide synthase, eNOS）的血漿蛋白的水平，用以觀察遠紅外線是否具有抗發炎的功能。實驗結果如第84頁圖17所示，在脂多醣（lipopolysaccharide, LPS）誘導的刺激之後，遠紅外線（FIR）組的 IL-6 RNA 水平，在1小時後顯示輕微的增加（2.5倍），2小時後回到基線水平。LPS誘導刺激似乎未影響遠紅外線（FIR）組的 TNF-α RNA 的水平，然而對照組的 TNF-α RNA 水平卻顯著增加。以 LPS 腹腔注射後1小時，遠紅外線（FIR）組的 eNOS 水平比基線低0.65倍，但在1.5～2小時後 eNOS 的表達就開始出現。配合血漿蛋白水平的分析，比對遠紅外線（FIR）組對 LPS 刺激的 IL-6，TNF-α 和 eNOS 反應的影響。得知在連續性非臥床腹膜透析患者中，腹膜炎急性期的 TNF-α 和 IL-6 水平有明顯升高，結果發現遠紅外線可以抑製或降低 IL-6 和 TNF-α 的活性，並可以穩定 eNOS 的表達。由此可知遠紅外線治療會影響血漿中的細胞因子濃度，具有減輕炎症和維持血管內皮健康功能的潛力。

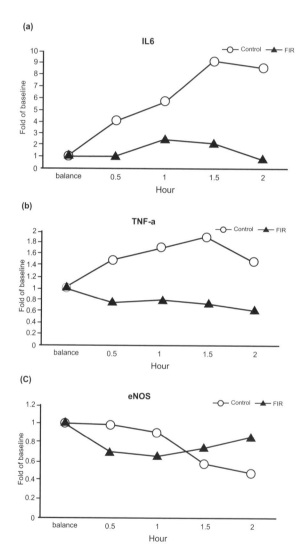

圖 17 相對即時的 PCR 測試結果（a）IL-6，（b）TNF-α 和（c）eNOS，以相對於基線
水平的形式表示。

改善心血管功能

　　遠紅外線的改善心血管功能方面，前面章節已針對遠紅外線的作用機制說明，見（第 66 頁圖 11 遠紅外線在血管內的作用機制），在遠紅外線的作用下所產生的生物物質，可以達到抗氧化與改善血管內皮的功能，以及增加血流流速，提高心血管的功能。

　　我們再使用扁桃體來源的**間充質幹細胞**（tonsil-derived mesenchymal stem cells, TMSC），來研究遠紅外線（FIR）輻射對成脂和成骨分化的影響 [17]；這個實驗結果顯示遠紅外線不會改變 TMSC 中的細胞活力或特異性表面抗原的表達，但有顯著抑制成脂分化與誘導成骨的分化，如第 86 頁圖 18 所示，成脂分化的抑制至少部分由 Ca^{2+} 依賴性蛋白質磷酸酶 2B（Protein phosphatase 2B, PP2B，也稱為鈣調神經磷酸酶）的激活作用所產生。

　　誘發心血管疾病（cardiovascular disease, CVD）最常見的因素是動脈粥樣硬化和高血壓。此外，即使在無症狀的健康老年人中，生理和形態的各種變化也會影響心血管的功能，從而導致罹患心血管疾病的風險增加，因此確定該疾病的治療方法勢在必行。

　　根據 2015 年實驗生物學與醫學研究 [18] 在經過數週遠紅外線桑拿療法之後，結果顯示增強肱動脈血流介導的內皮依賴性擴張，並提高心肺運動耐力的增加，這說明遠紅外線可以改善血管內皮的功能，可能對具

有冠狀心血管疾病危險因素的患者有治療作用。因為遠紅外線刺激內皮型一氧化氮合酶（endothelial nitric oxide synthase, eNOS），增加血清一氧化氮的產生。一氧化氮（nitric oxide, NO）是一種重要的血管擴張物質，因此可以透過擴張血管和抑制某些動脈疾病，如血小板聚集與平

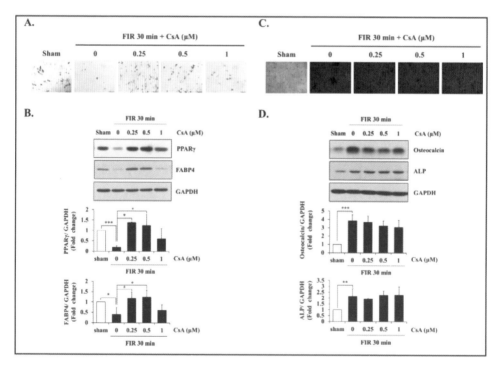

圖18　遠紅外線（FIR）輻射可抑制扁桃體來源的間充質幹細胞（TSMC）成脂分化並促進的成骨分化。將 TMSC 暴露於 FIR 輻射下 0、30 和 60 分鐘，然後在成脂或成骨分化培養基中進一步培養 14 天。（A）脂質滴的堆積（比例尺為 100μm），（B）PPARγ 和脂肪酸結合蛋白（fatty acid binding protein 4, FABP4）的蛋白質水平，（C）使用茜素紅 S 染色評估礦化程度。比例尺 = 200μm。（D）骨鈣蛋白和鹼性磷酸酶（alkaline phosphatase, ALP）的蛋白質水平。

滑肌細胞的遷移和增殖，用以防止動脈粥樣硬化的發展。如第 88 頁圖 19 所示，遠紅外線增加血管壁的剪力（在血管中，血液流動所產生的平行於血管內壁面單層內皮細胞上的切應力，簡稱剪力。）刺激一氧化氮合酶 eNOS 產生一氧化氮 NO，進而衍生各種心血管的保護機制。

例如：一氧化氮合酶 eNOS 產生一氧化氮 NO 增加調節某些循環小分子核糖酸（micro RNA 縮寫為 miRNA），miRNA 對各種 CVD 都是不可少的，分子因為 miRNA 加工酶的耗竭會導致心臟發育和血管生成的缺陷。因此，我們可以推論遠紅外線可能是治療某些慢性疾病的正向性輔助療法，而且不會產生任何不良副作用。

遠紅外線也具有降低尿中的 8-epi- 前列腺素 F2a（一種氧化應激標記）的水平，這和糖尿病（Diabetes mellitus, DM）與氧化應激增加有關，可增強胰島素的抵抗作用，該實驗是透過遠紅外線以局部刺激對臥床第 2 型糖尿病患者的氧化應激相關調節作用，研究結果發現能顯著降低患者的血漿 8-epi- 前列腺素 F2a 水平。

eNOS 生物活性與骨骼肌胰島素抵抗中氧化應激的發病機制相關，在調節胰島素敏感性中具有關鍵的作用，使用遠紅外線可減少氧化應激，並提高 eNOS 的表現，進而改善骨骼肌胰島素的抵抗。這對糖尿病患者來說是一個有益並且具有正面輔助的好消息，因為遠紅外線可以提高胰島素分泌與降低胰高血糖素的分泌（glucagon secretion），降低氧化應激，進而促進血流恢復和形成新血管的益處，從而改善糖尿病的徵狀。

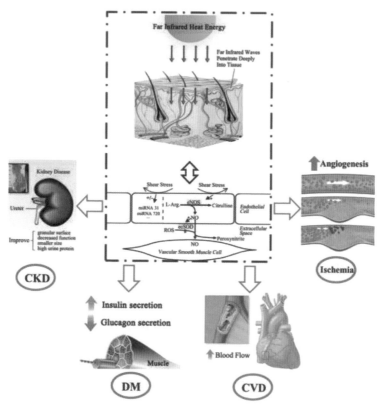

圖 19　遠紅外線治療的效果。遠紅外（FIR）射線可將多種能量轉移至皮下組織達 2-3 cm
　　　深度，不會刺激或使皮膚過熱，然後加速血液流動，導致血管壁剪切應力增加，隨
　　　後內皮型一氧化氮合酶（eNOS）增加和活性和一氧化氮（NO）的產生。此外，
　　　FIR 產生的血管壁剪切應力可以調節內皮細胞中某些循環 miRNA 的表達。因此，
　　　FIR 療法改善了慢性疾病的症狀 [例如心血管疾病（CVD），糖尿病（DM），慢性
　　　腎臟疾病（CKD）和缺血（Ischemia）]。

慢性腎臟病（Chronic kidney disease, CKD）腎功能不全是指腎臟受損，超過 3 個月結構或功能無法恢復正常的狀況，實驗研究經過長時間的遠紅外線輔助可增加進入的血液流量（Qa），減少動靜脈廔管（arteriovenous fistulas, AVF）的發生率，並改善血液透析（hemodialysis, HD）患者 AVF 的自主通暢。因為血管平滑肌細胞（vascular smooth muscle cells, VSMC）的生長會增加血液透析（HD）患者血管通路狹窄的風險，所以，抑制新內膜增生可能是遠紅外線治療與改善晚期腎臟疾病（End-stage renal disease, ESRD）患者，血管愈來愈狹窄的一種機制。從諸多動物和臨床研究的結果可以推論，遠紅外線可以透過促進內皮功能的作用而使血液透析（HD）患者受益。

引起組織中氧氣和葡萄糖缺乏的缺血（Ischemia）狀況，醫學界通常將此現象歸因於血管問題造成的損傷或組織功能障礙。遠紅外線輻射可透過誘導血紅素加氧酶 -1（heme oxygenase-1, HO-1）的表現，對血管內皮提供強大的抗炎作用。

HO-1 是膽紅素和一氧化碳血紅素氧化中的限速酶，尤其在低氧預處理模型中，HO-1 被證明可以預防睪丸的損傷。而在遠紅外線桑拿療法中發現，eNOS（內皮型一氧化氮合酶）對 NO（一氧化氮）的誘導對於調節血管生成（angiogenesis）是必不可少的，而且該過程可以由血管內皮生長因子引起，同時是重複血管生成的關鍵調節劑。以此作用機制來推論，遠紅外線對缺血區域可能是一種新穎的創新療法，這是很值得繼續研究證實的發現。

改善肌肉痠痛與運動恢復

　　根據先前的生物分子研究證實，針對乳腺細胞、巨噬細胞、纖維母細胞和血管內皮細胞等不同細胞系的細胞，發現遠紅外線對細胞內的一氧化氮（NO）和鈣調蛋白（calmodulin, CaM）含量，具有明顯的正面作用。

　　使用老鼠的成肌細胞（murine myoblastcells, C_2C_{12}）進行研究[19]，因為該細胞可以表達肌肉蛋白和受體的特徵，因此 C_2C_{12} 細胞被證明具有像體內骨骼肌細胞一樣的細胞分化能力，所以該細胞系可用於研究細胞分化的特徵。

　　經過動物實驗結果說明遠紅外線可以幫助 C_2C_{12} 細胞抵抗過氧化氫，並提高細胞增殖的能力。同時乳酸脫氫酶（Lactate Dehydrogenase, LDH）的生成量在遠紅外線的作用組與無遠紅外線作用組（對照組）相較之下明顯減少，因此可知遠紅外線不僅可以提高細胞增殖的能力，也可以抑制乳酸脫氫酶的生成。

　　細胞內一氧化氮含量在遠紅外線的作用組有增加的趨勢，但鈣調蛋白的水平在這兩個試驗組中則無明顯差異。以細胞存活率和乳酸脫氫酶釋放做測定，證明遠紅外線具有提高細胞的抗氧化能力。因此，遠紅外線可以減輕肌肉疲勞並使收縮肌肉的酸化正常，其延緩疲勞發作的有益作用可能源自其抗氧化的特性，以及防止肌纖維代謝性的酸中毒，由此

推論遠紅外線可減少運動誘發肌肉細胞的氧化應激與相對應的痠痛。

在 2015 年有一項研究以 10 名健康人員，分別進行重度力量訓練（hypertrophic strength training session, STS）與最大耐力訓練（maximal endurance training session, ETS），訓練後使用遠紅外線（FIR）桑拿（FIR Sauna, FIRS）照射，並測試分析使用遠紅外線（FIR）桑拿對體力恢復的效果 [20]。

這項研究主要在測試兩種桑拿後的體重（Body mass）、血紅蛋白（Hemoglobin）、心跳（Heart rate）、血壓（Blood pressure）、血液 PH 值，乳酸鹽（Lactate）、睪丸激素（Testosterone）、皮質醇（Cortisol）、生長激素（Growth hormone）等各種生理數據，以及臥推（Bench press）、壓腿（Leg press）、反向運動跳躍（counter movement jump, CMJ）等各種表現。

其中在進行重度力量訓練（STS）後，等距臥推、壓腿與反向運動跳躍均下降，但在恢復的過程中，遠紅外線桑拿（FIRS）和不進行桑拿之間的差異不大。

而在進行最大耐力訓練（ETS）後，心跳與血中乳酸濃度提高，以及血液 PH 值降低，經 30 分鐘恢復期後，遠紅外線桑拿（FIRS）者的反向運動跳躍（CMJ）有明顯高於只靜坐者（沒有桑拿）。而腿部的恢復在遠紅外線桑拿（FIRS）後，也優於無桑拿的情況。因此判斷遠紅外線深入（約 3-4 cm）脂肪組織和神經肌肉系統，可能是跳躍能力恢復的主要原因。

在沒有經過重訓的情況下，傳統桑拿者的心跳高於遠紅外線桑拿者FIRS，這是因為傳統桑拿過程溫度與濕度均較高所致。遠紅外線 FIRS 桑拿可作為運動員與其他身體活動者的體能恢復方法，與傳統桑拿相比較，遠紅外線 FIRS 沐浴對人體的負擔很輕，同時能提供舒適和放鬆的體驗。

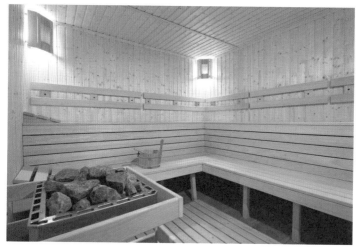

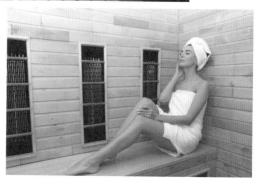

促進血液循環

　　現代人由於環境、工作與生活型態改變，容易因為長時間姿勢不良對身體造成一些物理性的傷害，像是血液循環不良以及肩頸背部等各種痠痛問題。為了解決人們的這些問題，於是 2016 年就有專家們以 50 名至少有半年以上腰背疼痛的患者進行研究 [21]，在為期 4 週的時間內，以遠紅外線墊子放置椅子上與背部疼痛處，進行每天至少 45 分鐘的接觸，研究其疼痛改善的情況。

　　研究透過對 SF-36 系列設備（QualityMetric, Inc., Lincoln, RI）的反應測量，且依數據統計顯示他們的健康狀況，在所有測試項目上面都有顯著的改善，而且沒有任何副作用。這個結果除了具有統計學上的意義之外，還顯示出臨床上的意義。說明遠紅外線似乎是一種兼具安全、低成本與非侵入式，用在治療慢性背痛的有效方法之一。

　　由於血液循環是負責人體養份與生化產物的輸送管道，對維持身體健康有相當大的作用，因此對患有各種疾病尤其是慢性病的患者，血液循環的運作是否順暢是一個很重要的議題，它是人體非常重要的系統。

　　皮膚的微循環在改善傷口癒合，減少組織水腫，以及減輕缺血性疼痛和預防再融合損傷方面，扮演至關重要的作用。尤其針對創傷，重建手術、糖尿病和周圍動脈閉塞性疾病，如果皮膚的微循環不足將會導致急性和慢性組織缺血。

根據 2006 年的動物實驗使用 60 隻老鼠進行皮膚微循環的研究[22]，以低劑量的遠紅外線輻射器照射，測量皮膚溫度與血流量（血液循環），發現皮膚的血流量在遠紅外線（FIR）的作用後明顯增加。而且隨著遠紅外線照射的時間愈長，血流量的增加愈多，如第 95 頁圖 20 所示，其中照射 45 分鐘的血流量比 30 分鐘高，但血流量在遠紅外線照射時變化不大，是關掉照射器後才明顯增加。而皮膚溫度也隨著照射時間而增加，最後達到一個穩定值，顯示皮膚溫度的增加來自於照射的作用，與血流沒有關係（因照射時血流沒有改變）。因血流量是在照射器關閉後才明顯增加，由此判斷遠紅外線（FIR）輻射對皮膚血流是屬於**非熱生物學效應**。

　　因為遠紅外線能量遠比近紅外線低，表面上感受不到熱能，但是其長波長可深入皮膚底層，和人體頻率剛好可以引起共振效應的關係，使生物體產生諸多正面效益，雖然消費者經常感受不到有明顯的熱感，但這就是非熱生物學的效應。

　　阿托品、普萘洛爾和酚妥拉明（Atropine, propranolol and phentolamine, APP），這三種藥都是用在確定自主神經系統對皮膚微循環是否有促進的作用。根據前面的實驗使用 APP 預先處理的老鼠，以同樣 45 分鐘的遠紅外線（FIR）照射，評估血流量的增加情況，發現在照射的時候血流量就有明顯增加，證明 APP 預先處理不會抑制遠紅外線（FIR）對大鼠皮膚血流的刺激作用。

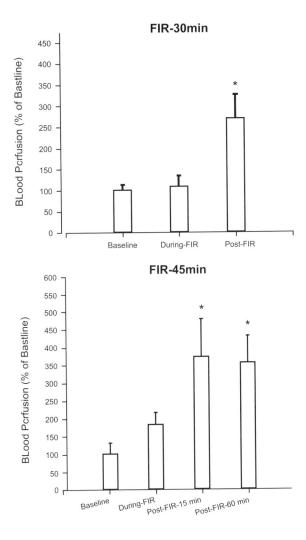

圖 20　遠紅外線照射 30（上）與 45（下）分鐘後，血流量的變化情況。

然而一氧化氮（NO）會受到血管內皮細胞中合成的內皮型一氧化氮合酶（eNOS）的調節，在控制血壓方面可以發揮重要的作用，而且一氧化氮合酶（NOS）的活性可以被立體特異性分子 NG- 硝基 -L- 精氨酸甲酯（L-NAME）抑制。如第 97 頁圖 21 所示，經過 L-NAME 的預先處理的老鼠，以遠紅外線（FIR）照射後，皮膚的血流曲線受到抑制，失去了升高的趨勢，顯示 L-NAME 預先處理會抑制遠紅外線（FIR）對老鼠皮膚血流的刺激作用。以上這些結果說明，**對促進和改善皮膚微循環的效應，遠紅外線照射治療不是透過高溫熱療的作用而是生物學的作用，相對會是比較溫和的促進血液循環的方法。**

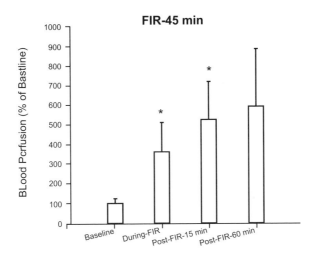

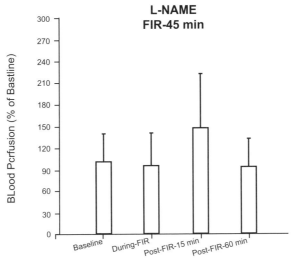

圖 21　經 APP（上）與 L-NAME（下）預處理的老鼠，經 FIR 照射後血流量的變化情況。

活化細胞促進代謝

在去年 2019 年的一項以大鼠動物實驗研究，將血小板衍生的生長因子介導的骨骼肌細胞或 L6 細胞，進行芯片分析、定量即時聚合酶鏈反應，以及傷口癒合分析，並研究遠紅外線（FIR）對細胞遷移的作用[23]。在芯片分析進行差異表達基因（DEG）的途徑發現在細胞外基質（extracellular matrix, ECM）- 受體的相互作用下，癌症和吞噬體中的蛋白聚醣等多個信號通路中有顯著的差異，同時發現有提高了**肌動蛋白**（Acfin 構成肌細胞中具有收縮功能的組織）、整聯蛋白（Lntegrin 又稱整合素，是一種介導細胞和其外環境之間的連接跨膜受體。）和冠蛋白（Coronin，是肌動蛋白的結合蛋白）及其亞基的作用。

但在遠紅外線（FIR）的作用之後，ECM 和血小板衍生的生長因子（platelet-derived growth factor, PDGF）介導的細胞遷移相關基因有顯著增加。觀察遠紅外線輻射下 L6 細胞系的遷移，並進行傷口癒合的試驗，發現遠紅外線（FIR）組在照射 24 小時和 48 小時的細胞刮痕間隙面積比對照組窄，如第 99 頁圖 22 所示，證明遠紅外線照射促進了細胞的遷移，比較對照組（0％）和遠紅外線（FIR）組之間的相對細胞刮痕間隙面積，發現遠紅外線照射在 24 小時後和 48 小時後，誘導的傷口癒合作用有顯著的增強。

結果說明遠紅外線（FIR）能量可以穿透體內，並透過 ECM 整聯

蛋白信號傳導刺激大鼠血小板衍生的生長因子（PDGF）介導的細胞遷移，進而加速傷口癒合。

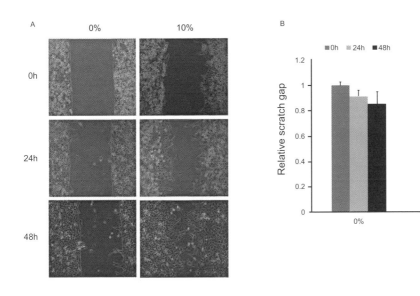

圖 22　使用 0%和 10%遠紅外（FIR）輻射 24 與 48 小時後，L6 細胞的傷口癒合試驗。（A）FIR 照射前（0h）與後（24 與 48h）細胞刮痕間隙，（B）相對應的刮痕間隙面積變化。

由於遠紅外線（FIR）的生物學效應與熱效應無關，超低熱能的遠紅外線的作用是非熱效應，所以沒有適當的方法可以用來測量遠紅外線（FIR）的非熱生物學效應的參數，因此也限制了其在生物醫學方面的應用。

　　但這個發展限制在 2019 年也獲得了一個小突破，有一項研究建立了一個使用上皮細胞遷移的細胞檢測平台，以測量遠紅外線（FIR）生物學效應的極限，以標準化檢測方法顯示，遠紅外線（FIR）能促進大鼠腎小管上皮細胞（NRK-52E）的遷移，如第 102 頁圖 23 所示。這項研究的重要性，就是將遠紅外線（FIR）「促進的遷移面積」與對照組的遷移面積相較並定義為遠紅外線的生物學指標（FIR biological index, FBI），FBI 值越高表明遠紅外線（FIR）的生物學作用越強 [24]。

　　研究分析遠紅外線（FIR）照射器在 3、4、5 和 6cm 的照射距離下，遠紅外線的強度分別為 0.13、0.07、0.05 和 0.03mW / Cm^2。其生物學指標 FBI 值的輻射距離在 3-4μcm 處達到峰值，但在更長的距離處降低了（圖 23（b）），說明用於細胞分析的遠紅外線的最有效強度為 0.07 至 0.13μmW / Cm^2 也就是在距離 3、4cm 的距離最佳。有效的照射時間也是遠紅外線生物學應用的重要因素，第 102 頁圖 23 結果顯示 **FBI 值在照射 30 分鐘達到最高，說明 30 分鐘的效果最好，因此最佳照射時間為 30 分鐘。**

　　監測線粒體功能與 FBI 值之間的關聯，遠紅外線（FIR）照射增加了 NRK-52E 細胞中 NAD ＋ / NADH 的比率，**魚藤酮**（Rotenone，一種

線粒體複合物 I 抑制劑）能抑制遠紅外線促進的 NAD ＋／NADH 比值增加，並降低 FBI 值，而遠紅外線對線粒體的生物學效應導致細胞遷移，所以 FBI 值的增加與遠紅外線促進的線粒體功能有高度關連性。

　　為了檢測遠紅外線的生物學有效波長，因此使用基於細胞遷移的檢測方法測量了兩個遠紅外線照射源（2-5.25 和 7-12 μm）的生物學效應。當遠紅外線波長為 7 至 12 μm 時，FBI 值明顯增加。但是使用帶過濾波器檢測此波長範圍的 FBI 值，遠紅外線的生物作用有效波長為 8–10 μm。所以在提高測試溫度，降低同樣遠紅外線波長照射，得到的 FBI 值，說明熱抑制遠紅外線的生物學效應，因為短波長近紅外線（2-5.25 μm）能傳遞更多的熱量，從而抑制遠紅外線的生物學效應。

　　使用遠紅外線照射確實可以增加細胞的遷移，而使用 FBI 值可以分析最佳的遠紅外線照射波長、時間與溫度，因此 FBI 值檢測是很重要的參數，可用於闡明遠紅外線在生物醫學上的研究，以及在健康行業應用中的生物學效應。

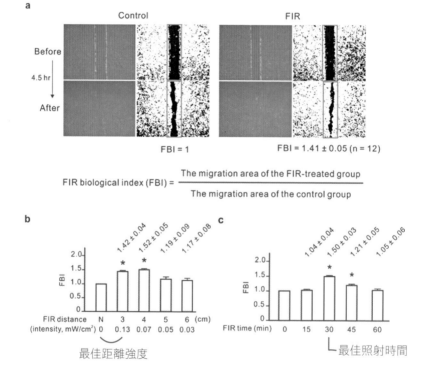

圖 23 遠紅外輻射（FIR）對 NRK-52E 細胞遷移的促進作用。（a）細胞遷移的代表性圖像。（b）FIR 照射距離對 FBI 值的影響。（c）FIR 生物學指數（FBI）檢測的有效遠紅外輻射暴露時間。

減輕痠痛消除疲勞

　　根據 2018 年 Valentina Mantegazza 等，一項研究採用雙盲交叉方案，對 20 名志願者穿著遠紅外線或普通運動服，進行最大程度的心肺運動測試 [25]。在研究過程中，他們針對遠紅外線服裝組與對照組進行比較，觀察到穿著遠紅外線衣服的志願者在運動高峰時的氧氣攝入量更高，而且耐力時間更長，厭氧起始值有明顯的延遲時間，而且厭氧起始攝氧量和厭氧起始氧脈衝也明顯更高，血乳酸濃度則較低。這個研究說明了遠紅外線可以增強健康受試者的運動能力並**延遲無氧代謝**（anaerobic metabolism），這些效果可以透過肌肉血管舒張的氧氣外圍遞送的增加來評估獲得。

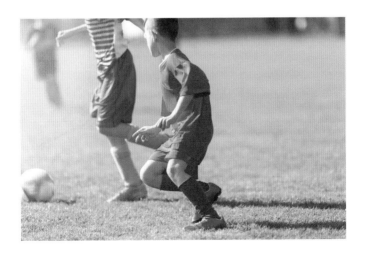

另外 2016 年 Lofurcol 等，以足球運動員為對象，在他們運動後穿著遠紅外線衣服與一般衣服相比較，並研究遠紅外線（FIR）對球員運動誘發的肌肉損傷和體能恢復的各種指標的影響 [26]。發現遠紅外線對**延遲性肌肉酸痛（delayed-onset muscle soreness, DOMS）**的效應作用更大，如下圖 24 所示，在運動後 48 與 72 小時 DOMS 的數值明顯比對照組低，說明遠紅外線衣服可能會使足球運動員在進行劇烈的體力訓練後減少對 DOMS 的感覺，因此遠紅外線衣服可用在足球運動員訓練後加速肌肉疼痛的恢復。藉由增加負荷和減少受傷的風險，疼痛的減輕可能更有助於提高訓練的質量。

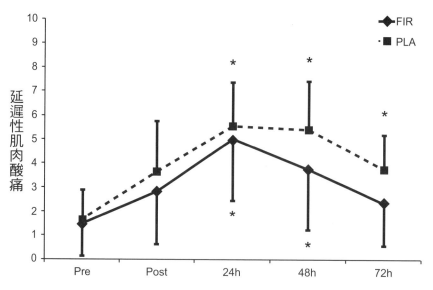

圖 24　運動前、後與 24、48、72 小時後的 DOMS 數值（延遲性肌肉痠痛）DOMS

　　而 2013 年，中國生理學雜誌也分別使用哈佛階梯測試（Harvard step test, HST）、靜息代謝率（resting metabolic rate, RMR）評估和跑步機跑步測試，分析心跳變異性（heart rate variability, HRV），高頻（High-Frequency HF）能量光譜（第 106 頁圖 25），以及耗氧量（oxygenconsumption, VO2）（第 107 頁圖 26），了解遠紅外線放射的生物陶瓷（Bioc eramic）的生理效應 [27]。

　　根據研究在做階梯試驗（HST）之前的時間段內，生物陶瓷組（遠紅外線材料）的交感激活明顯高於對照組，然而測試後，生物陶瓷組的交感反應明顯降低，對兩試驗組，副交感反應均明顯降低，HF／LF 比率恢復到與測試前觀察到的相似的水平。其中對照組的平均耗氧量（VO2）高於生物陶瓷組，尤其在測試的前 3-5 分鐘，生物陶瓷組（264±42.10 ml／min）的平均 VO2 顯著低於對照組（296±25.93 ml／min）。

HST：哈佛階梯測試
以靜態代謝率評估和跑步機跑步測試，分析心跳變異性

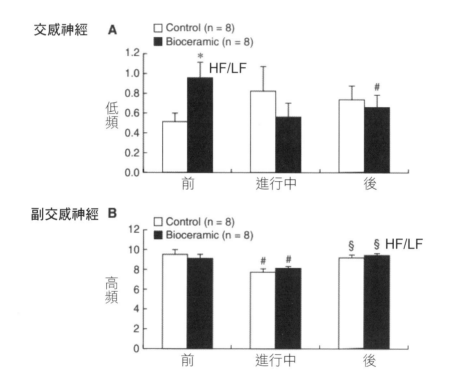

圖 25　運動員經 HST 後對（A）交感反應和（B）副交感反應的心跳變異性（HRV）

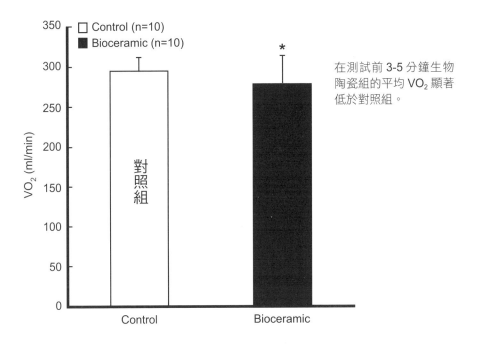

圖 26　在靜息代謝率（RMR）下的耗氧量（VO_2）。

右側文字：
在測試前 3-5 分鐘生物陶瓷組的平均 VO_2 顯著低於對照組。

佩戴生物陶瓷（遠紅外線材料）手鐲對非運動員的副交感神經激活作用很明顯優於運動員，因此推斷，生物陶瓷手鐲對運動員在訓練中，可能具有更多的副交感神經激活優勢。生物陶瓷組耗氧量減少，證明對交感反應的負面與副交感的正面影響。

生理性衰老與對心臟副交感神經控制的降低有關，而這種副交感神經的活動下降可以透過耐力運動來減少。耐力訓練已顯示可以增加副交感神經活動並減少休息時的交感神經活動，同時跑步機跑步測試的結果也表明，生物陶瓷可以減少疲勞和皮膚的溫度，並穩定呼吸和心率，這些反映都來自副交感神經的控制。非運動員的群體中使用生物陶瓷的材料，在休息或運動後有激活副交感神經反應的趨勢，同時能降低休息代謝率，甚至可能在持續運動過程中降低皮膚溫度或疲勞。因此，生物陶瓷材料還可透過刺激副交感神經反應來幫助減少運動後的靜息能量消耗，並改善心肺恢復。

☀ 促進體內排毒

2010 年，Stephen J. Genuis 等人，以 20 名成年人為對象其中包含 10 位健康者與 10 位有健康問題者，研究透過運動或桑拿來發汗，每個參與者要提供一份 200 毫升的隨機血液樣本，一份早上剛起床後的初晨尿液樣本和一份 100 毫升汗液樣本。計算「尿液／血液」和「汗液／血液」

的比率，做為重金屬排泄的泌尿和皮膚模式效率的預測指標 [28]。研究當中的術語「血液」是指血液的血清成分，而不是全血或紅血球。測量血清是因為血清是更靠近汗腺的液體，而且在將金屬吸收到腺體之前，需要額外的內源性動員，才能將金屬從紅血球中提取出來。

從治療的角度來看，誘發流汗可能具有消除或排出某些有毒元素的臨床效果。然而，從數據中也可以看出，身體所需的微量礦物質也會隨之流失，這也提醒我們，桑拿浴使用者應確保攝入足夠量的礦物質，以彌補損失和補充儲備不足之需。

從公共衛生的角度來看，有一群人應建議使用，例如消防員，由於職業的性質長期暴露於有毒元素，因此應定期進行誘導性流汗。但是，還需要進一步研究來確定接觸當天所引起的出汗是有益還是有害，因為與桑拿浴相關的皮膚循環增強可能會刺激皮膚上更多的毒物吸收。

一樣是排出毒物，排尿和排汗哪一個效果好？這個答案可能有一個行業很喜歡呢。

從生物監測的角度來看，與血液相比，汗液可能是一種更敏感的體液，因為在血清中通常不會檢測到鎘、鉍、銻和錫等某些有毒元素，但從汗液的樣本中可以發現這些有毒的元素。

各種重金屬元素經由尿液與汗液排泄的情況如第 110 頁圖 27 所示，各有特定的金屬元素經由尿液或汗液排出。在排泄效率的比較如第 111 頁圖 28 所示，不同金屬元素透過汗液或尿液而有不同的排泄效率，以汗液相較於尿液中排出的金屬的量，發現汗液中的金屬元素含量更高，

因此桑拿促進排汗，對累積體內的毒性物質排除效果理應優於排尿。

這也是遠紅外線桑拿可用於排毒說法的重要基礎，也是透過運動流汗可以排毒的有力理由。

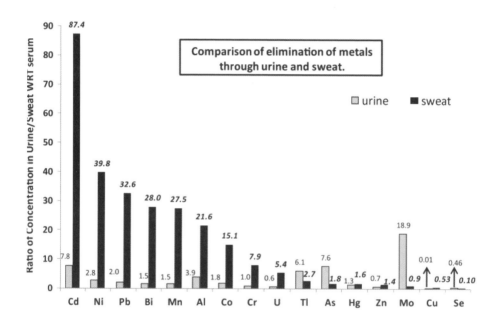

圖 27　透過尿液和汗水排除金屬的比較。

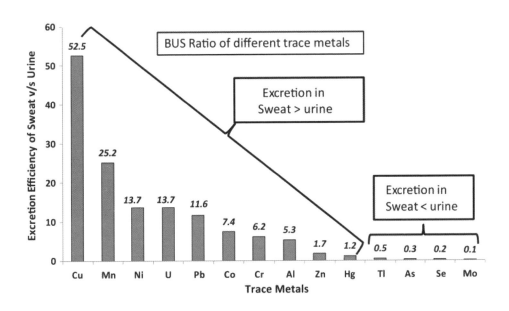

圖 28　金屬透過汗液和尿液排泄效率的中位數比較

☀ 提升免疫力

免疫系統是人體抵禦有害細菌、病毒和過敏原的天然防禦能力，所以一些健康食品、運動、藥品等都在強調，希望能輔助增強人體的免疫力。但隨著人口的增加，預期壽命的增長，而新的環境因素（例如空氣污染）對我們身體的壓力越來越大，確保所有人的最佳免疫健康比以往任何時候都更為重要。只是地球暖化、科技污染和生物突變加遽，人類未來將遭受不明病毒攻擊的機率也跟著大增，因此對於免疫系統功能的提升，預期將會是未來醫學研究的重中之重。

我們的皮膚包含駐留在組織中複雜的免疫細胞網絡，對於人體的防禦以及組織動態平衡至關重要。尤其在身體受到外來侵害時，駐留在皮膚的免疫細胞不僅對預防感染有保護作用，對組織重建也相當重要。如果身體的免疫反應失調將會導致癒合受損，產生組織恢復和運作功能不佳的現象。

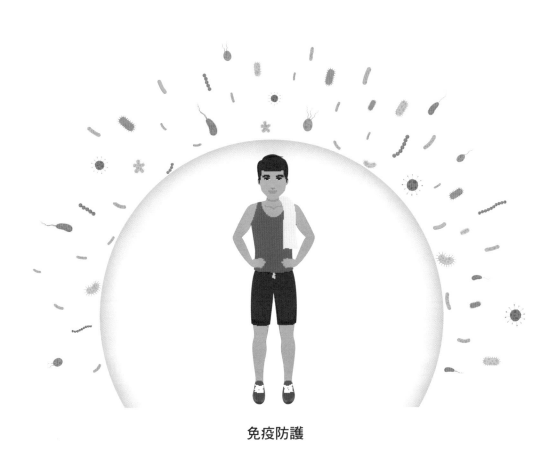

免疫防護

有研究報導遠紅外輻射能增加微血管擴張和血管流量，因此有利用遠紅外線來探討其對豬的免疫生理學作用。根據 2019 年 Suji Kim 等人，針對一項對動物的實驗 [29] 將 26 週歲的豬分成兩組，分別配置遠紅外線加熱器與一般加熱器，做 8 週試驗，2 週後給予豬萎縮性鼻炎疫苗，以及每 2 週進行一次全血中的 RNA 轉錄分析。遠紅外線加熱器組在 8 週的信號通路分析顯示，與一氧化氮（NO）有關的通路被活化。

　　一氧化氮和誘導型一氧化氮合酶（inducible nitric oxide synthetase, iNOS）的產生，對於提高免疫活性非常重要。因為一氧化氮對感染源（例如病毒，細菌，真菌，原生動物，蠕蟲和腫瘤細胞）的免疫反應是必需的，而且遠紅外線會激發一氧化氮的產生，因此餵養的效率自然會提高，疫苗的抗體效力以及重量就會增加，如第 115 頁圖 29 所示，遠紅外線加熱器組明顯高於一般加熱器組。所以研究結果證明可能在增加體重和增強免疫刺激作用方面，遠紅外線可以發揮重要的作用。

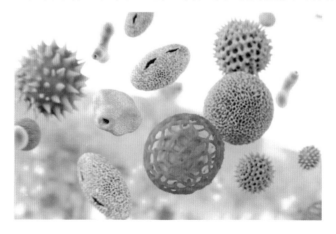

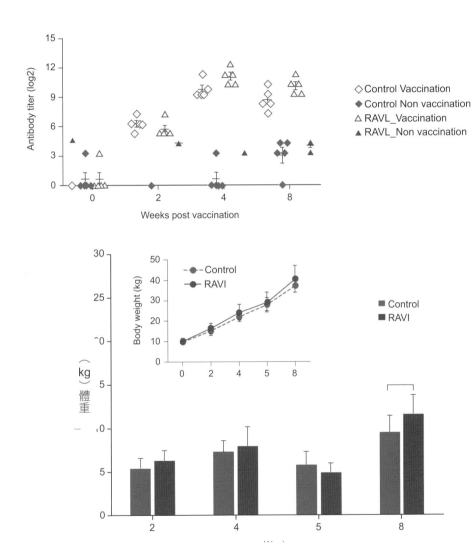

圖 29　注射疫苗（vaccination）與無注射疫苗（Non vaccination）的對照組（Control 紅色）
　　　與遠紅外線組（RAVI 深藍色）豬隻，其對抗支氣管博德特氏菌抗體效力（上圖），
　　　以及重量增加量（下圖）。

生物體內水分子的活化

　　水是所有生物體中的主要成分，存在生物體中的水又稱為生物水，主要功用包括生化反應的電解質，生化物質水合如蛋白質、核酸、多糖等生物大分子的反應物，以及參與酶的活化、代謝、生成等功能，因此稱水為生命的要素一點也不為過。所有與生命相關的活動都跟水有關，所以水質的好壞以及參與生化作用的能力，就成為水的品質基礎。

　　水分子為兩個氫原子與一個氧原子所組成，主要的鍵結包括氫與氧之間的離子鍵，以及水分子之間氫與氧離子的氫鍵。由水的鍵結情況可以分析出水的吸收波長，誠如第一章（第 43 頁圖 6 水的紅外線吸收光譜）所示，大約在 2.7μm 與 6.3μm，屬於中紅外線到遠紅外線的波長範圍，因此，可以預期遠紅外線可以增加水分子吸收的能量，進而達到促進水分子參與生化反應的活化效果。

　　我們使用遠紅外線作用與紅外線光譜儀測試，分析水分子連結度（connectivity）的變化情況，透過水的紅外光譜與溫度的關係，水分子內和水分子之間均具有多組的分結構，這些結構是由分子的連接程度不同而引起的。

　　分子內的鍵結為氫與氧的離子鍵（O-H），分子間的鍵結為氫與氧產生的氫鍵（H-bond），它們會隨著溫度而逐漸變化，導致 OH 延伸和連接帶的分布產生變化，呈現氫鍵弱化的現象。而氫鍵弱化將使水分

子之間的連結力減弱，成為比較小凝團聚集的水分子連結，有人稱其為小分子水，因為水凝團分子變小，使分子間存在比較大的空間，可以溶解更多的溶質，如氧氣分子與各種離子。也因水分子凝團變小，因此在細胞壁間的滲透更快速，所以經遠紅外線作用後的水，具有比較高的溶解度與滲透力，其參與生化反應的能力增加，所以又稱此種水為**被活化的水，或簡稱活水**。

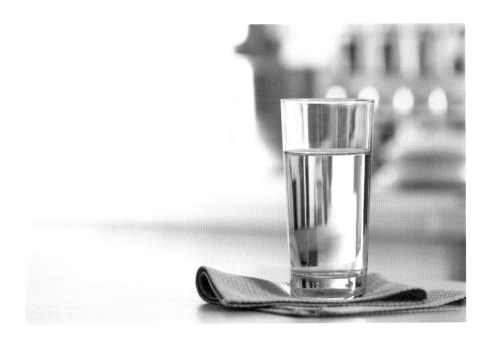

有另一項研究是使用遠紅外線陶瓷作用於水，結果發現減小了水凝團的大小，並有顯著提高水的凍結溫度，以及提高酒精、水和溶質的複雜混合物的揮發性。使用遠紅外線處理的水，可使綠茶浸泡液中總酚的含量升高。

在小鼠體內有遠紅外線處理後的水存在，經檢驗在細胞內鹼性磷酸酶後期增加的結果證明，生長的 MC3T3-E1 鼠成骨細胞對 H_2O_2 介導的毒性表現出抗氧化作用。

此外，存在遠紅外線處理的水還能導致軟骨肉瘤細胞系 SW1353 引發脂多醣誘導，進而有明顯降低環氧化酶 -2（cyclooxygenase-2, COX-2）的產生。因此經過遠紅外線作用的水，對於抗發炎作用以及骨骼和關節健康都有重要的影響。

2016 年有項技術使用遠紅外線活化的水來餵豬，並證明活化的水其酸鹼值高於未活化的一般水 [32]。如第 120 頁圖 30 所示，以遠紅外線活化的水，酸鹼值為 7.97–8.18，明顯高於未經活化的水 7.85-7.95，因為遠紅外線陶瓷材料的 Zata 電位呈現負值，可以吸附水中的氫離子，使水的酸鹼值提高呈現鹼性，再者，遠紅外線弱化氫鍵，使水中溶氧量提高，也說明水的酸鹼值提高。

再以使用凱氏定氮法來測試豬糞中所殘留的蛋白質，發現豬糞中的蛋白質在催化加熱條件下分解為氨，氨與硫酸反應生成硫酸銨。透過鹼化和蒸餾將氨釋放出來並且被硼酸吸收後，再用鹽酸標準滴定溶液進行滴定，結果如第 121 頁表 5，與對照組相比，實驗組（遠紅外線水）的

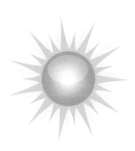

10^5（mm） 10^{-10}

電磁波								
電波				光			電離射線	
長波	中波	短波	微波	紅外線		UV 紫外線	x 線	y 線

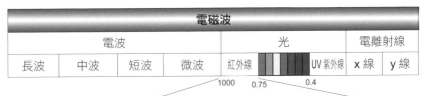

1000   0.75   0.4

遠紅外線	中紅外線	近紅外線

14   4   1.5   0.75 微克 (μm)

共振波

遠紅外線無紡布

能與身體內水
分子共振促使
血液循環

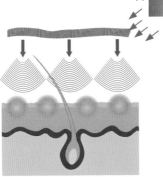

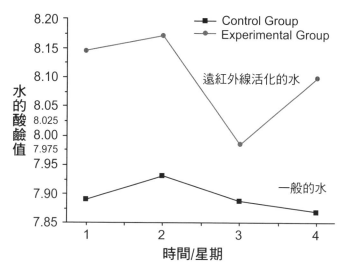

圖 30　遠紅外線（Experimental Group）與對照組（Control Group）的水酸鹼值

表 5　遠紅外線（Experimental Group）與對照組（Control Group）豬糞中的蛋白質含量比較

	遠紅外線組	蛋白質降低	對照組
1	1.993	37.9%	3.208
2	1.902	39.1%	3.122
3	1.847	40.6%	3.111
蛋白質含量平均降低		39.2%	

蛋白質含量分別降低了 37.9％，39.1％和 40.6％，這說明透過遠紅外線處理的水可以改善豬飼料中的氮吸收。

　　飲用活化水後，實驗組動物的新陳代謝增強，蛋白質吸收率相對較提高，因此糞便中的蛋白質含量降低，所以喝活化水有利於豬飼料中氮的吸收，使糞便中的蛋白質含量平均降低了 39.2％，有利於豬隻的成長與減少豬舍產生的臭味。

　　就只是一個簡單的物理現象，遠紅外線這個波段能量可以和生物體組織細胞產生共振吸收，其所衍生的一連串物理化學反應幾乎都是正面而且沒有負作用。

　　我們知道，遠紅外線對生物體的作用效益來自於生物分子與水的能量共振吸收，生物分子吸收到遠紅外線的能量產生活化，使細胞組織的生化活動更加活躍，促進生物酶的作用並產生重要的生化物質如一氧化氮與鎂鈣蛋白等，產生抗氧化與抗發炎，促進循環與代謝，緩和神經壓力與痠痛等各種醫療保健的生化作用效果，利用以上的生化反應就可以設計出各種遠紅外線的療法。

　　在保健養生方面，我們常使用到的就是遠紅外線桑拿，利用溫度來提高遠紅外線的能量，加速身體的血液循環與促進排汗，減輕身體累積的毒素（生化反應的廢棄物）與神經緊繃的壓力。目前遠紅外線對生理的作用已陸續有相關的研究報導呈現，但僅止於細胞培養與動物試驗階段。對人體的試驗大都集中在肌肉鍛鍊與痠痛緩解的統計分析，其結果也顯示對人體的生理作用均有正面的效果，但在疾病方面的臨床實驗目前仍然不足。所以遠紅外線的運用目前仍以保健訴求為重點。

　　遠紅外線的作用是累進的，需要較長時間的使用才能顯示效果。雖然提高溫度可以提高能量縮短產生效果的時間，但生物體的生理機能本身存在的慣性，是無法使用任何方式來瞬間改變的。因此，遠紅外線產品的運用需要長時間的使用才能發揮功能，而且僅能以漸進式的調整生理機能使其朝向健康的方向進行。

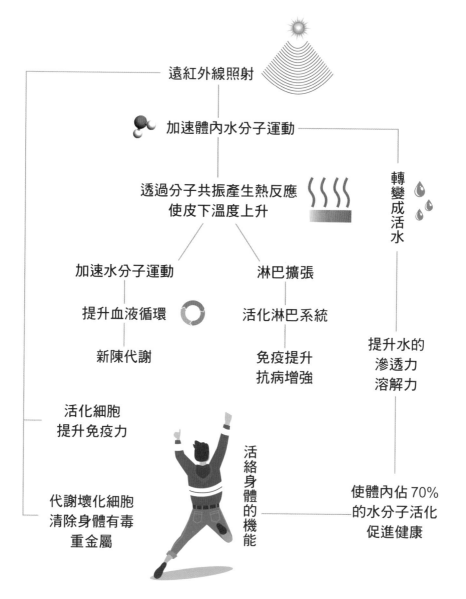

遠紅外線照射

加速體內水分子運動

轉變成活水

透過分子共振產生熱反應
使皮下溫度上升

加速水分子運動　　　淋巴擴張

提升血液循環　　　活化淋巴系統

新陳代謝　　　免疫提升
　　　　　　　抗病增強

提升水的
滲透力
溶解力

活化細胞
提升免疫力

活絡身體的機能

代謝壞化細胞
清除身體有毒
重金屬

使體內佔70%
的水分子活化
促進健康

4. 遠紅外線的產業應用

本章導讀

　　作為超長波非熱效應的遠紅外線，應用於食品加工業可以增加微生物的發酵作用，改善食品加工製程；在農漁畜牧業方面，遠紅外線對於肉品保質、植物生長都有正面的提升；在紡織工業可以利用無機材料耐高溫的特性，以熔融紡絲紡出遠紅外線功能性紗線；在桑拿的應用，遠紅外線更扮演了促進人體健康效應的重要角色。

　　基於遠紅外線屬於長波段、能量低、具有分子共振反應的非熱性輻射線特性，依日本發展應用遠紅外線的實例觀之，多達五十項產業產品製程都可以應用，本章以食品、農漁畜牧、紡織和桑拿做實證性的說明，這些也是醫療保健以外遠紅外線最多應用產品的產業。

　　遠紅外線可以被生物分子與水共振吸收，因此不止可以使用在動物身上，遠紅外線的相關產品研發與運用也相當的多元化。最早研究遠紅外線的日本，已經有將近五十個產業或產品的製程，基於讀者們對於自身健康的改善與需求，以下整理幾項比較相關的民生產業運用，給讀者們參考。

食品加工業

　　食品的原料通常來自天然的動植物，所以仍保有生物分子的型態，能與遠紅外線產生共振吸收的現象，所以遠紅外線使用在食品加工方面有相當的優勢。遠紅外線除了在保健運用以外，用途最廣的領域就屬於食品加工了。

　　可以輻射遠紅外線能量的紅外線技術，已經運用在許多食品製造過程中，例如加熱與乾燥、發酵、營養成分萃取、微生物抑制，以及滅菌、烘焙、燒烤、烹飪等。紅外線技術高能效、耗水少，而且對環境友好（environment friendly），還具有加熱均勻、傳熱率高，以及加熱時間短、能耗低等，能提高產品質量和食品安全的特點。另外，因空氣對遠紅外線透明（大氣窗口現象）及遠紅外線設備的尺寸小與容易控制的因素，能源成本低，以及其獨特的輻射特性和高熱效率，被認為是各種熱處理運用之替代能源。

　　食品中的生物高分子成分與水的吸收光譜如第 127 頁圖 31，所有吸收波長都落在 1.5 至 10μm 間，因此這些成分與水，對遠紅外線有好的能量吸收作用，熱能的使用效率因而相對提高。

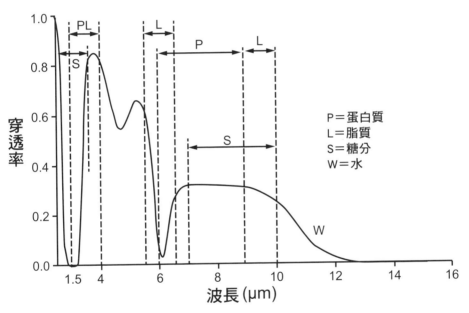

圖 31　食品主要成分（蛋白質 P, 脂質 L, 糖分 S）與水（W）的吸收波長

傳統的加熱方式，以燃料或電加熱器來加熱食材，熱透過空氣對流或傳導從外部傳遞給材料。將能量非常集中在食物的表面，然後從食材表面向內部逐漸加熱。

但如果使用紅外線加熱的方式，在紅外輻射的長波長下，將吸收的能量轉換成熱量的效率很高，紅外線輻射產生的電磁輻射會直接深入食物數毫米深，當紅外線輻射被有機物在不同的波長處吸收，即能提高加熱的效率。波長在 1.4-10 µm 之間對烹飪食物會更有效，因為它們能夠穿透食物周圍的蒸汽層直接深入食物幾毫米深。因此紅外線輻射直接將熱能輻射進入食物中，對空氣的加熱效應低，所以是一種高能量使用率的加熱方式 [33]。

由第 127 頁圖 31 的吸收光譜得知，水與有機高分子是影響所有波長入射輻射吸收的主要原因，蛋白質的波長為 3–4 和 6–9 µm，脂質的吸收波長為 3–4、6 和 9–10 µm，糖分的吸收波長為 3 和 7–10 µm。**當食物的吸收物質增加時，熱量的吸收便會增加**。

除了加熱效率提高之外，紅外線加熱方式可以保留更多的營養成分。例如酚類化合物，它是從植物中提取的抗氧化劑，可提供氫或電子，使自由基更穩定，並且達到抗氧化的作用。植物的外皮大都含有大量的酚類化合物，用以保護其內部的機能。

2008 年，Kathiravan Krishnamurthy 等人，使用遠紅外線與傳統加熱由花生殼中提取酚類的結果 [34] 如下表 6，相對於傳統加熱 150℃ /60 分鐘，使用遠紅外線加熱的提取量達到 141.6 μM，明顯高於傳統加熱的 90.3μM。因此與傳統加熱相較，遠紅外線在提高花生殼中的總酚含量方面更有效。如果將花生殼的水萃取物使用遠紅外線 60 分鐘後，其自由基捕獲的百分比可以從 2.34％增加到 48.33％，而傳統的熱處理只增加到 23.69％。

表 6　遠紅外線輻射（FIR-radiation）和傳統加熱（Heat treatment）對花生殼水中提取總酚含量的比較。

Treatments	Time (min)						
	0	5	10	15	20	40	60
FIR-radiation	72.9^e	79.3^{de}	88.6^d	99.4^{cx}	107.8^{cx}	124.1^{bx}	141.6^{ax}
Heat treatment	72.9^c	79.8^b	79.5^b	78.6^{by}	78.5^{by}	86.7^{ay}	90.3^{ay}

遠紅外線的熱處理可以引起細胞壁破裂，增加從油中提取的生育酚，因此使 γ- 生育酚（一種維生素 E，為抗氧化劑）含量提高，其抗氧化劑的功效會隨遠紅外線的熱處理時間而增加。而且在遠紅外線的照射下，在抗氧化劑如生育酚存在情況下增加了微生物的抑製作用，可用於抑制液體和固體食品中的細菌、孢子、酵母菌和黴菌。

遠紅外線對食品製造在實務上具有相對的高穿透性，可將熱能送進更深層處，抑制有害微生物或生化物質，而且只需要一定的能量與時間，利用調控溫度的遠紅外線熱處理，使食物內外能平均接受到滅菌所需的熱能，達到清除食物內的有害物質。利用遠紅外線的熱處理技術進行食物加工，可以避免食物的營養物質大量流失，同時避免有害物質的產生，是目前廣泛使用在食品加工的熱處理技術。

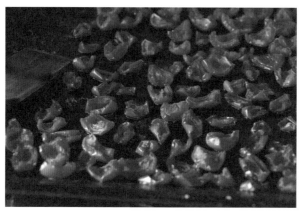

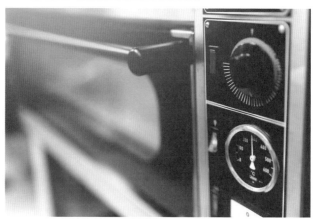

　　利用食物中各種成分的紅外光吸收特性，使用紅外線加熱還可以進行選擇性加熱，透過特定波長的紅外線熱源，達到對特定物質的加熱效果。因為紅外線熱源發出的輻射範圍很廣，因此，要從整個頻譜分布中截取特定波長範圍的能量並不容易。例如柳橙汁在 3 至 4 μm 的範圍內具有最小的吸收，然而乾柳橙固體在相同區域卻具有最大的吸收。當使用最大波長為 4 μm 的紅外光源時，柳橙汁便無法正確吸收輻射能，因為乾燥的橙色固體主要吸收 IR 能量。如果控制紅外光源發射 5 至 7 μm 的光譜能量，柳橙汁的吸收率便會提高，達到更快的乾燥效果。所以對紅外源進行光譜控制，主要在控制向特定食品原料傳遞熱量這點很重要，可作高效率熱處理食品加工的基礎，也是使用紅外線加熱優於傳統加熱方式的地方。

農漁畜牧業

在地球上的各種生物，對於能量的最大公約數就是遠紅外線，這也是它被稱為生育光線的原因之一。遠紅外線是能與生物體中的組成成分產生共振吸收的能量，而植物生長亦需要物質（養分）與能量，因此，可以預期遠紅外線使用在農業生產方面，有提高生長與產量的作用。

2010 年，一項直接在「Prinz-Dokkum」型溫室小氣候的實驗監測下，研究遠紅外輻射對不同類型蔬菜作物的影響 [35]，結果證明遠紅外輻射技術可以在溫室中成功實施。

與傳統農法栽培相比，以遠紅外輻射影響下所栽培的各種品種的種子其發芽期都較短，而對某些物種，例如番茄、黃瓜、茄子或辣椒，觀察發現它們的生長存在環境重要的差異。使用遠紅外輻射可以創立建造特定的微氣候，這有助於植物生長。

所以，一個高效率同時親和環境的農業技術誕生了，遠紅外線輻射就是一個乾淨無污染與高效能的環境。遠紅外線輻射技術可以用於農業領域，不會造成環境負擔問題，是一種值得深入研究探討農業生產技術的重點。

　　非生物性脅迫，例如溫度、光強度和相對濕度等，會直接影響植物的生長和發育，以及農作物的產量與品質。尤其溫度直接影響整個植物的新陳代謝，低溫或高溫都會降低植物的生長或導致作物衰老。太陽光是農作物生產的主要驅動力，但光線的強度也會產生負面的影響，尤其在與水分脅迫和高溫並存的情況下。因為**相對濕度會透過蒸騰作用，調節作物的水分平衡。**

　　而遠紅外線輻射則是提高作物組成的活性，提高對非生物性脅迫的耐受性，避免微氣候環境對作物生長造成不利的影響。

　　傳統農業研究大多是分析添加到堆肥中的不同材料，用以提高微生物的分解速度，減少堆肥時間並提高堆肥的質量。但是經過實驗發現 [36]，含有遠紅外線材料的堆肥，使用在玉米的成長上，不論高度，葉綠素和相對生長速度等各方面，均優於使用化肥和一般堆肥，玉米的平均簇高、單穗重和百粒種子的乾重分別為 24.2cm、264g 和 14.3g，化肥和一般堆肥在玉米的生長和產量上沒有顯著差異，堆肥可以代替化肥，以保持土壤肥力，但如果再添加遠紅外材料到堆肥中則可以促進玉米的生長和產量。

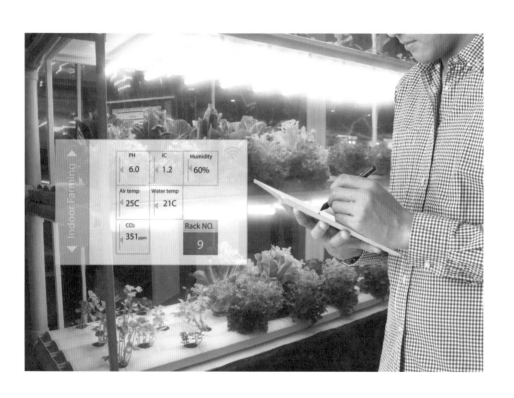

PH 6.0 IC 1.2 Humidity 60%

Air temp 25C Water temp 21C

CO$_2$ 351ppm Rack NO. 9

Indoor Farming

　　2014 年，有一項研究顯示，分別使用遠紅外線與空氣乾燥（太陽下曬乾）的方法來乾燥海參，用薄層乾燥模型來分析兩種乾燥方式的結果 [37]，等效的水分擴散率（Deff, Effective Moisture Diffusivity）分別為 3.39×10^{-10} to $5.16 \times 10^{-10}\,m^2/s$，和 2.81×10^{-10} to $3.81 \times 10^{-10}\,m^2/s$，遠紅外線乾燥有比較快的水分擴散率。以顯微鏡觀察遠紅外線乾燥的海參表面損傷較空氣乾燥法的少。使用傳統空氣乾燥法，在太陽下曬乾海參需要 5 天以上，如此長的乾燥時間容易導致衛生問題，以及生產乾燥海參將增添更多成本。但如果使用遠紅外線輻射乾燥則可以大大縮短乾燥的時間，而且乾燥的海參質量優於空氣乾燥的質量，海參的表面硬化達到最小化，因此遠紅外輻射乾燥是替代太陽能曬乾來生產乾燥海參的潛力技術。

　　另外，類似農業栽種作物的用途，在養殖漁業使用遠紅外線材料可以提高漁產作物的環境抵抗力與產量。漁業產品是人類蛋白質、維生素、礦物質，以及脂肪的來源，由於魚類極易腐爛，因此適當的加工和包裝有助於保持魚類的質量。從簡單的冷藏或冰儲存，到最新和最先進的高壓和電磁場應用，各種保存技術都被應用上。

其中紅外線加熱具有各種加熱應用的多功能性，有較高的加熱系統能效，能有效地傳遞熱量減少加工時間和能源的成本，空氣與腔室內未加熱，同時加熱表面和內層導致加熱比傳統方法更為均勻，加熱期間對食品的損壞較少，因此能保留漁產的營養和感官特性，使其成為漁產保存處理混合工藝的理想選擇。

　　而根據另一項研究使用 30 個豬里脊肉切片，評估 PE 和真空包裝袋中的遠紅外線陶瓷片，對保持在 4℃ 和 0℃ 下的冷藏豬肉質量的影響[38]。經由肉的顏色觀察，使用遠紅外線陶瓷片的包裝袋，肉色沒有明顯變化，對照組（未使用遠紅外線陶瓷片）的肉色則明顯偏暗。

　　再經過**揮發性鹼性氮分析（volatile basic nitrogen analysis, VBN）**，遠紅外線組的 VBN 值比對照組的低，顯示遠紅外線組的肉品有較高的新鮮度。測試不同儲存時間的肉品的**酸鹼值（pH 值）**與總菌數如第 137 頁圖 32，不論使用 PE 或真空袋儲存在 4℃ 或 0℃ 下冷藏。對照組的 pH 值隨時間的增加均高於遠紅外線組，說明遠紅外線能抑制總菌數增加，透過觀察 VBN 值增加就可以計算出總菌數產生的結果。

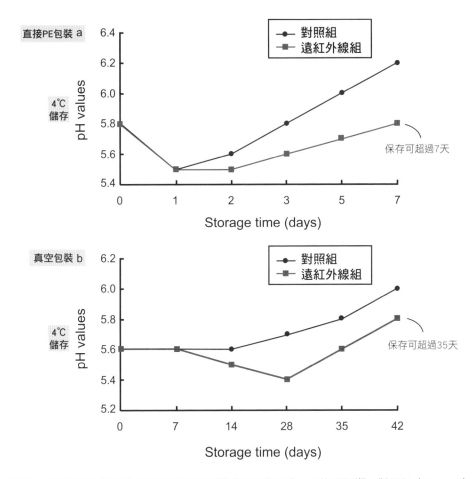

圖 32　遠紅外線（FIR）對 PE 和真空包裝豬肉里脊肉之 pH 值的影響，對照組（Control）
　　　　為沒有遠紅外線的 PE 和真空包裝，a 為 PE 包裝在 4℃下儲存，b 為真空包裝，然
　　　　後用 PE 膠帶包裝在 0℃下儲存。

肉品中的細菌總數如第 139 頁圖 33，遠紅外線組則低於對照組，結果說明在 4℃下，使用含遠紅外線陶瓷片的 PE 包裝袋，豬里脊肉的保質期超過 7 天。在 0℃下使用含遠紅外線陶瓷片真空包裝袋，在 0℃下儲存的豬里脊肉片的保質期可超過 35 天。

　　肉變質通常是由假單胞菌的生長所引起的，假單胞菌的生長會在變質時產生腐爛的氣味，這個實驗結果顯示可能是由於遠紅外線波長和細菌組織引起的振動所致，影響蛋白質的變性和細菌本身核酸的改變，從而產生抑制細菌變質的作用。所以使遠紅外線配合低溫真空包裝，產生未加熱的滅菌效果，成為一種新的儲存方法。

　　綜合遠紅外線在農漁畜牧業的運用，目前仍以遠紅外線對生物分子產生的共振吸收為理論基礎，提高農漁畜牧業作物的環境抵抗力與生長速率，以及透過微生物作用的堆肥與發酵作用，改善土壤肥力與病蟲害防制等效果，同時運用遠紅外線的輻射加熱與高能量滲透，能高效率乾燥高蛋白肉類等，提高產品的保質期限。

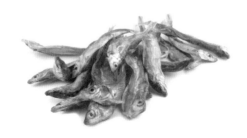

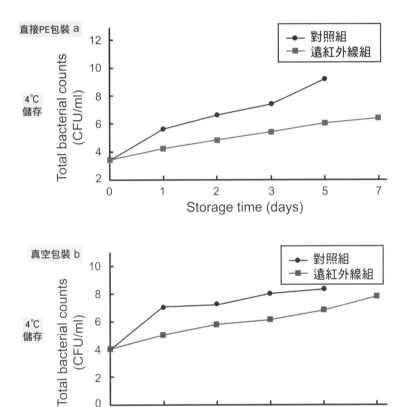

圖 33　遠紅外線（FIR）對 PE 和真空包裝豬肉里脊肉之細菌總數的影響，對照組（Control）為沒有遠紅外線的 PE 和真空包裝，a 為 PE 包裝在 4℃下儲存，b 為真空包裝，然後用 PE 膠帶包裝在 0℃下儲存。

工業

由於遠紅外線是非熱效應，沒有近紅外線的明顯熱能，所以使用遠紅外線的輻射能量會直接加到被加熱物上面，但不會對周圍空間加熱，因此相對是一種節省能源的加熱乾燥方式。

遠紅外線的能量是生物分子可共振吸收的能量，有良好的穿透性，使用於乾燥或燒烤等運用，具有物體內外均質加溫的特色，不論乾燥或燒烤的效果皆優於傳統電熱方式。而改變物質的表面狀態也會調整遠紅外線作用的效果，以辣椒為例[39]，熱燙預先處理會加速遠紅外線的作用，使乾燥的速率因此提高，如第 141 頁表 7 所示，雖然熱燙需要能量，但其後續遠紅外線乾燥所需要的能耗就會變少，所以總能耗就會減少。熱燙預先處理可防止乾燥過程中樣品的表面硬化，提高辣椒的乾燥速度，此項效果目的在避免乾燥過程材料表面硬化，使水分在辣椒內部與表面都有較高的滲透性，所以能提升乾燥的效果。

表 7. 熱燙時間（0 秒、106 秒、130 秒、180 秒）對辣椒乾燥製程能耗的影響

	0 s	106 s	130 s	186 s
Energy consumption during blanching treatment (k Wh/kg)	0	3.45	3.60	3.69
Energy consumption during drying treatment (k Wh/kg)	42.02	35.30	26.41	25.73
Total energy consumption (k Wh/kg)	42.02	38.75	30.02	29.42

　　遠紅外線在空氣中傳播存在一個吸收小的視窗（大氣窗口現象），利用此波長範圍的遠紅外線，可以得到經由空氣傳播的較少失真的影像，如前面章節所述的熱像儀，使用 7 到 12 微米的遠紅外線光波，傳遞較少失真（或空氣吸收）的影像。使用 8 到 13 微米的波長範圍，進行熱影像的產品運用。熱影像很容易在夜間和白天不獲取光線的情況下獲取圖像，並在可見光帶的範圍內穿透煙幕，因此被廣泛運用在監視設備上。

　　遠紅外攝像機使用的波長為 $8 \sim 13 \mu m$ 的頻帶，接收輻射熱以感應沒有光的物體，因此只要有輻射熱的物體就能成像。運用於人體的熱影像儀就是這個原理典型的運用，夜視鏡也是以相同的原理，其更可擴充到夜間保全監視，以及車輛夜間安全行使所需的夜間物體識別用途。

　　遠紅外能量是太陽能譜的一部分，是自然陽光中對人體最安全，最有幫助的能量。它能對我們的身體產生驚人的理療效果，包括改善血液

循環，增強自然排毒和提升免疫反應。這種熱能可以緩解關節和肌肉的疼痛以及炎症現象，增強心血管功能、降低膽固醇，使皮膚細胞恢復活力、乳化脂肪，並提高新陳代謝速率與減少感染的傳播。

　　儘管我們每個人所能感受的結果不盡相同，但不變的是遠紅外線以多種有益的方式影響著我們的身體。因此，遠紅外線加熱器與遠紅外線紡織品，都將成為健康促進的重要產品。

　　直接將遠紅外線材料加入紡絲母粒，進行熔融紡絲與織布是很常見的遠紅外線紡織品製作的方式。而將奈米或微米的遠紅外線陶瓷粉末添加到紗線的聚合物基質中，製成紡絲母粒，就是遠紅外線織物製作的基礎。常用的遠紅外放射功能的陶瓷粉末，包括氧化鎂（MgO）、二氧化鋯（ZrO_2）、氧化鋁（Al_2O_3）、三氧化二鐵（Fe_2O_3）、二氧化矽（SiO_2）、二氧化鍺（GeO_2）、二氧化鈦（TiO_2）等氧化物粉體，高溫燒結的竹炭，以及玉石粉、珍珠粉、電氣石等礦物質。在使用這類粉體其遠紅外線放射率愈高愈好，其粉體粒徑則愈細愈好，而且要避免尖銳表面造成織布時的問題。添加遠紅外線粉體的紗線，目前已廣泛運用於產品上，從家用寢具紡織品（床墊，毯子，棉被等）到日用紡織品（衣服、襪子，手套等），以及保健與理療性紡織品（護具，繃帶，醫療襪子等）[40]。

　　配合紡絲的紗線結構，可進一步提高遠紅外線的放射量。如使用三角斷面的纖維製作遠紅外線紡織品，因三角斷面纖維可產生較大的光程落差 [41]，如第 143 頁圖 34 所示，陽光進入三角斷面纖維比進入圓形纖維有更長的光途徑，因此能加速遠紅外線（FIR）的吸收和放射。三角形斷面尼龍纖維編織的紡織品，具有 91.85％的遠紅外線放射率和 2.11℃的溫差（因為遠紅外線會提高體表溫度，溫度提升愈高代表遠紅外線作用效果愈好），有明顯優於參考使用圓形纖維的 86.72％與 1.52℃，因此，可以透過三角斷面纖維的結構，來提高遠紅外線的功能。

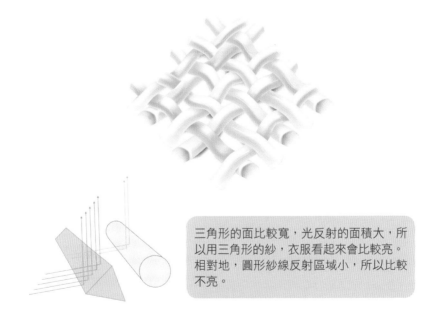

三角形的面比較寬，光反射的面積大，所以用三角形的紗，衣服看起來會比較亮。相對地，圓形紗線反射區域小，所以比較不亮。

圖 34　三角纖維（左）和圓形光纖（右）之間的光途徑示意圖。

除了在紡織紗線中添加遠紅外線粉體之外，**紗線中也會加入負離子材料，其中最常使用的是和鍺相關的材料。鍺是一種半金屬的元素**，有 4 個不平衡電子在原子核周圍，尤其在高於 32℃的溫度或大氣壓力變化時，電子會從其軌道溜出並產生**負電負離子空氣，亦即氧氣分子帶負電荷或簡稱負離子**。人的體溫為 36.5℃以及人體四肢會與服裝產生磨擦，使含鍺的材料產生負離子釋放的效果。鍺的材料除了具有遠紅外線功能之外，在磨擦或溫度高於 32℃的同時會產生負離子，是同時具有遠紅外線與負離子功能的材料，用它來製作的紗線與紡織品也同時具有兩種功能，是雙效能的代表性產品 [42]。

桑拿

利用提高溫度的遠紅外線進行桑拿（Sauna），是另一種廣泛使用的產品，一般以木造的小屋安裝遠紅外線電熱源為主，只要小屋內有使用遠紅外線的材料，其溫度的設定就可以相對的調低，比一般傳統的桑拿低很多。而且在遠紅外線桑拿屋中，身體更容易出汗並且能獲得所有健康的益處，能同時避免傳統蒸汽桑拿屋會因溫度高容易造成皮膚燙傷的風險，以及極端的熱空氣會影響呼吸系統。

傳統的桑拿通常在 90 到 105℃ 之間的平均溫度下運作，但遠紅外線桑拿屋的平均溫度在 40 至 60℃ 之間，因為遠紅外線桑拿是用與自然陽光相同的方式溫暖身體，不會產生紫外線使皮膚曬黑，更不可能會有導致曬傷或產生皮膚癌的風險。

整體而言，桑拿是一個不錯的保健活動，尤其使用遠紅外線更是具有養生輔助的功效。因為皮膚出汗在健康促進方面至關重要，可以幫助身體調節體溫以及排出體內的毒素，有助於控制體重和消除脂肪，減輕關節炎、扭傷、勞損和勞累的肌肉所引起的疼痛。並且能提供身體極大的放鬆。遠紅外線的作用效果，主要是能透過改善淋巴系統的流量來減少腫脹和炎症，刺激細胞和酶的活性等，對身體健康可提供多方面的貢獻。

桑拿療法（Sauna Therapy）在斯堪地那維亞（Scandinavian）地區使用了數百年，已經是一種標準的健康活動。有一些研究記錄了桑拿療法對高血壓、充血性心力衰竭和心肌梗塞後治療的有效性，或是患有慢性阻塞性肺疾病（Chronic Obstructive Pulmonary Disease, COPD）、慢性疲勞、慢性疼痛或成癮的人也能從中受益。目前已有證據支持使用桑拿浴可作為環境引起疾病的淨化（淨化或清潔）方案[43]，在許多心血管研究中都使用帶有輻射加熱裝置的桑拿屋。總體而言，常使用的桑拿療法，包括輻射熱或遠紅外療法，似乎都是安全的，對經常使用者皆有益於多種健康的提升。

有一系統性地檢索的醫學數據資料庫顯示，從 2000 年開始定期進行桑拿對人類健康影響的研究，包括 3855 名參與者的 40 個臨床研究[44]。在大多數有益健康影響的研究報告中大致相同，只有一項小型研究報告，提到男性精子有受到破壞的不良健康結果，但在停止桑拿活動後是可以恢復的。

根據系統文獻研究整理分析的結果，說明定期的紅外線或芬蘭桑拿浴，有可能提供許多有益的健康效果，尤其是對患有心血管相關疾病和風濕病的患者，以及尋求改善運動表現的運動員。這些作用的機制可能包括增加 NO（一氧化氮）對血管內皮的生物利用度，熱休克蛋白介導的代謝活化，免疫和激素途徑改變，透過出汗增加有毒物質的排泄，以及其他刺激性應激反應等。定期的桑拿浴已確認有潛在的健康益處，唯有在關於不良副作用的發生頻率和程度，需要更多的高品質數據來證明。

　　纖維肌痛綜合症（**Fibromyalgia Syndrome, FMS**）是一種慢性
綜合症，其特徵是特定區域內普遍存在的疼痛和壓痛。2008 年，一項
研究 Waon 療法（舒緩溫熱療法）是否適用於作為 FMS 患者疼痛治療
的一種新方法 [45]。以 13 名女性 FMS 患者（平均年齡 45.2 +/- 15.5 歲；
範圍 25-75），每天接受 Waon 療法一次，每週 2 或 5 天。將患者仰臥
或坐於保持在 60℃平均溫度的遠紅外線乾桑拿屋中 15 分鐘，然後轉
移到保持在 26-27℃的房間，從脖子向下蓋毯以保持 30 分鐘的溫暖。
所有患者在首次接受 Waon 療法後，疼痛均明顯減輕了約一半（11-
70％），且經過 10 次治療之後，Waon 療法的效果穩定。在評估 Waon
療法後的**疼痛視覺模擬量表**（visual analog scale, VAS）和**纖維肌痛影
響問卷**（Fibromyalgia Impact Questionnaire, FIQ），症狀評分明顯降
低，而且在整個觀察期間內，均保持較低的水平，結果證明 Waon 療法
可以有效治療**纖維肌痛綜合症狀**。

另外，2007 年，也有針對患有**慢性疲勞症候群（Chronic Fatigue Syndrome, CFS）**的患者進行使用遠紅外線乾桑拿的熱療研究[46]。有兩名患者的疲勞、疼痛和低程度發燒等症狀得到明顯改善。在中止潑尼松龍（Prednisolone，已糖皮瑟激素為主的皮瑟類固醇藥物）藥劑的給藥，並在出院後數月恢復了社會地位。另外，在其他 11 名 CFS 患者中，疲勞和疼痛等身體症狀也有所改善。

此外，在輕度抑鬱症患者中，反覆進行熱療具有放鬆作用，並減少食慾減退和主觀抱怨的情況。這些結果都顯示出，重複的熱療可能是治療慢性疲勞症候群（CFS）的一種有發展前景的方法。

另一項實驗，從強度訓練和耐力訓練中恢復的情形，根據研究遠紅外桑拿浴（FIRS）的效果，並且比較其與傳統（TRAD）芬蘭桑拿浴的差異[47]。以 10 名健康的男性做體育鍛煉，在不同的日子進行 60 分鐘的強化力量訓練（StrengthTraining Session, STS），或以 34-40 分鐘進行最大耐力訓練（Endurance Training Session, ETS），隨後**在 35–50℃ 與濕度 25–35％**的 **FIRS 桑拿浴**中沐浴 30 分鐘，桑拿後，讓受試者在室溫（21℃和 25–30％濕度）下休息 30 分鐘。

依相同的訓練後，**在 35–50℃和 60–70％濕度**進行了 30 分鐘的**傳統桑拿浴**與休息 30 分鐘作為比較。這個性能測試包括最大等距臥推和腿部推舉、**反向運動跳躍（Counter Movement Jump, CMJ）**和跑步機上的最大攝氧量。在**強化力量訓練（STS）**之後，最大等長臥推，最大等長腿壓，**CMJ 和 pH 值有所降低**，但心率與乳酸濃度提高。最

大耐力訓練（**ETS**）可以增加攝氧量、心率與乳酸濃度，**pH** 值則降低。
而傳統桑拿後的心率則高於遠紅外線桑拿。

結果說明溫度適中（35–50℃）的遠紅外熱的深度滲透（大約 3-4
cm 進入脂肪組織和神經肌肉系統）和輕度的濕度（25–35％），較有
利於神經肌肉系統的恢復，遠紅外線桑拿浴對身體的負擔較輕，能提供
舒適和放鬆的體驗。

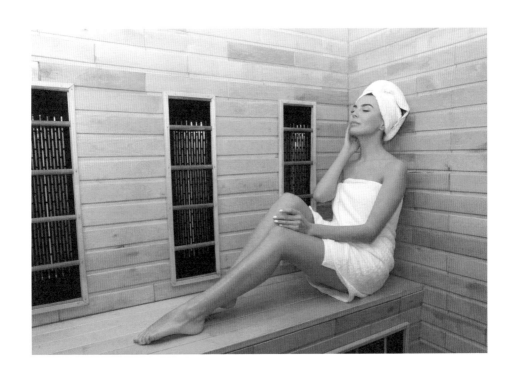

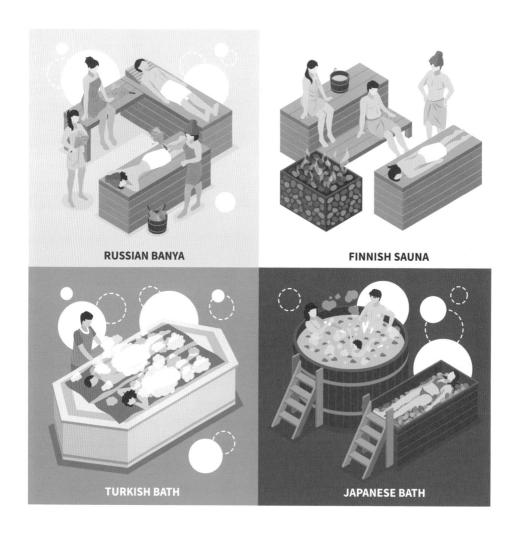

RUSSIAN BANYA

FINNISH SAUNA

TURKISH BATH

JAPANESE BATH

5.遠紅外線的身體療法

本章導讀

　　遠紅外線對人體的共振吸收作用，在痠痛緩解與消除、促進血流速與血流量、頸部肌肉骨骼疼痛、過敏性鼻炎、慢性疲勞、肺結核等醫療分組實驗顯示，大多有正面改善和緩解的效應，可考慮作為人體長期保健與改善慢性疾病的輔助工具。

　　遠紅外線的作用基礎來自生物體能量共振吸收，產生細胞與水活化的效果，進而促進各種生物酶的活性，以及各種生化物質的形成，進而產生各種增進生理機能的正面效果；但其作用的緩慢累進的，只能當作協助緩解症狀，或是當作保健養生與長期調理的工具。

　　遠紅外線的用途廣泛，主要是利用其與高分子間的高能量傳遞，高效率的提供高分子參與各種反應所要的能量，同時因為共振吸收的方式，使遠紅外線能量容易穿透進入有機物質或有機體的內部，讓存在內部的高分子可以高效率的獲得能量。其作用在高分子的效果最明顯，因此遠紅外線能量已大量被運用於食品加工與農漁畜牧等產業，尤其以人體為對象，所產生的遠紅外線療法，能提供保健與醫療的新方向，成為遠紅外線研究開發的主體。

人體的生物機能相當複雜，透過遠紅外線的作用，目前已有相當多的研究結果，針對遠紅外線在各種疾病進行的整理與分析，可作為遠紅外線在保健與醫療運用的基礎。遠紅外線對人體的作用，類似前面所提到的遠紅外線對生物體的作用與效益，作用基礎來自能量共振吸收，產生細胞與水活化的效果，進而促進各種生物酶的活性，以及各種生化物質的形成，進而產生各種增進生理機能的效果。

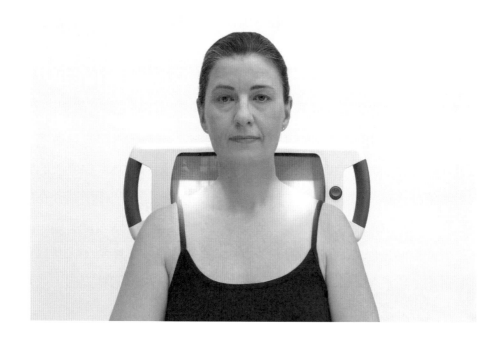

痠痛緩解與消除

　　遠紅外線的生理作用效果最顯著的是針對各種酸痛的緩解。酸痛產生的原因包括短期的運動或體能訓練，以及長期的姿勢不當或血液循環不佳，前者為短期的現象經由休息，容易恢復，後者則成為慢性病徵，需經復健與調理來改善。酸痛產生的地方因狀況而有不同，主要與肌肉和關節處為最多，遠紅外線用在酸痛的調理復健有相當多的研究，茲摘錄一些代表性的研究，作為遠紅外線在酸痛相關療法的說明。

　　下背痛（Low Back Pain, LBP）是導致失能和健保支付的主要項目，同時由於失能和離開工作的時間而導致生產力下降。使用遠紅外線療法可以緩解上班族的慢性背痛，所以這種療法可以在工作時有效地治療背痛，並且對正常工作日的干擾最小。

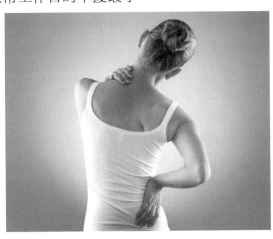

2016 年，在一項研究中，從佛羅里達州一家公司招募了 50 名，下背痛至少持續六個月的受試者 [48]。指導受試者在四個工作日每天至少 45 分鐘，使用遠紅外線墊子放置在與患處接觸的椅子上，並與患處接觸，使用 SF-36 量表評估結果。工作中使用遠紅外線護墊的自我照護試驗的結果，在臨床和統計學上，皆證明了在 4 週使用後，下背痛有明顯的降低，同時受試者也表示在活力，精神和社會功能等有提升效益。直接使用遠紅外線護墊的療法，對日常工作影響最小，是治療慢性背痛兼具安全，低技術、低成本與非侵入式的方法。

　　針對一項實際醫療案例報告說明，一名 64 歲的男性因左脛骨軟骨肉瘤，在膝蓋以上截肢後，飽受嚴重的幻肢痛 [49]。劇烈的抽動性疼痛從幻影的腳趾開始，腳踝到殘端，隨後是劇烈的痙攣，視覺模擬疼痛評分

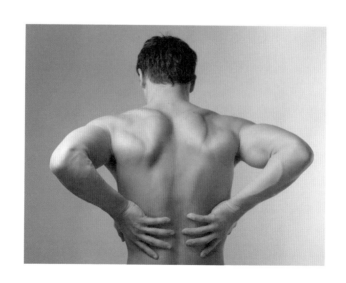

（Visual Analog Pain Scale, VAS）為9，疼痛時間甚至持續超過24小時。

　　另一名36歲的男性由於左股骨遠端惡性纖維組織細胞瘤，進行膝上截肢術。產生嚴重的幻影疼痛持續了幾天，患者的VAS疼痛評分通常被評為10。

　　還有一名16歲女性因骨肉瘤，左腿膝蓋以上截肢，手術六個月後，患者幻影鞋底出現刺痛發作。在28歲至31歲時，她的幻影疼痛發作在VAS為9。

　　截肢產生的幻肢痛是屬於高度疼痛的病徵，是各種藥物治療以及物理療法徒勞無功的症狀。

　　針對這三例患者的幻影疼痛部位，應用遠紅外線療法（如第156頁圖35A）。該療法能迅速減輕所有患者的幻痛，僅經過8次治療後VAS評分降低了62-83％（如第156頁圖35B），而幻痛持續時間縮短了87-95％（如第156頁圖35C），還觀察到具有止痛效果與治療次數之間的劑量反應的關係。

　　經過長達6年的追蹤，第一個（64歲男性）患者幻痛幾乎消失了。第二個（36歲男性）患者的幻肢痛，在這6年的期間只偶爾出現。第三個（16歲女性）患者，在最初的4年內沒有復發，而且在最近的2年內很少出現。

　　幻影疼痛的主要治療方法通常涉及中樞神經系統或殘端，將遠紅外線直接作用於幻肢部位，儘管作用的機理尚不清楚，但結果皆說明遠紅外線的治療非常有效，而且與截肢的時間，性別和年齡無關。

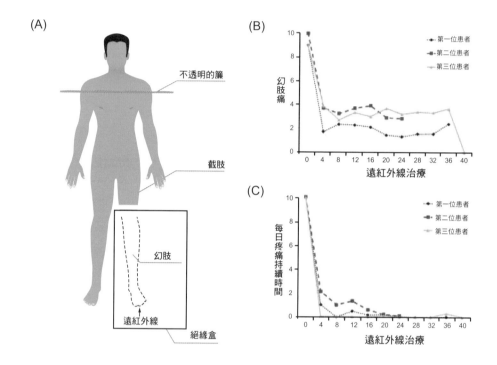

圖 35　（A）遠紅外線（FIR）治療設置。在患者的上半身和 FIR 儀器之間設置了一個不透明的簾，以防止出現安慰劑效應。每次治療過程中，將遠紅外線直接作用到截肢者的幻痛部位（而非殘肢），持續 40 分鐘。根據可獲得性，三名患者分別每週接受兩次，三次和五次 FIR 治療。使用了 FIR 照射器，其峰值能量在 8 μm 的波長處，功率密度在 20 cm 處為 20 mW / Cm^2。使用絕緣盒將 FIR 照射器與患者隔離；（B）基於視覺模擬疼痛量表（VAS）的幻像疼痛，範圍為 0 到 10，得分越高表示疼痛的嚴重程度越高。第一，第二和第三例患者的截肢歷史分別為 9 年，3 周和 15 年。（C）幻影的每日疼痛持續時間（小時）與 FIR 治療次數之間的關係。每日疼痛持續時間是一天中所有疼痛發作的總持續時間。

☀ 頸椎問題

頸部的肌肉骨骼疼痛，伴有疲勞和情緒等綜合症，是一種常見的疾病。頸部疾病被概括為頸部肌肉疼痛及其相關的精神疾病，因為頸椎綜合症的病因，是肌肉損傷或精神病的困擾。頸部疾病的臨床治療很困難，因為頸部的結構非常複雜，發病的機理可能不容易釐清。因此作為治療頸部疾病的補充或替代藥物，遠紅外線療法，似乎是一種很好無負擔的潛在治療方法。

有一項研究使用平行臂隨機假手術控制和單盲設計，評估客觀的物理證據和心理計量的自我報告，進行遠紅外發射項圈（Far Infraredemitting Collar, FIRC）療效的研究[50]。以 60 名患有頸部疾病的參與者進行試驗，發現項圈干預對 FIRC 組和安慰劑組均具有明顯的變暖作用。而比較兩組之間的升溫程度，FIRC 組的頸部溫度比安慰劑組的升高更多。一般正常皮膚溫度的升高，常被認為是血液循環和新陳代謝活化得結果。

測量血流速的結果如圖 36，FIRC 組比安慰劑組，血液流動性有明顯改善。而血流狀況會改變頸部的溫度，已知溫度（熱量）可以提供熱能來擴張血管，改善血液循環並增強新陳代謝，根據研究發現 FIRC 比單一的加熱裝置更能促進頸部的新陳代謝。

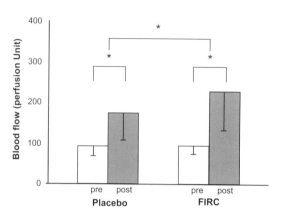

圖 36　干預前後安慰劑（左）和 FIRC（右）組的血流變化，星號表示顯著差異。

　　戴項圈後，FIRC 和安慰劑組均有明顯減輕疼痛，焦慮，抑鬱和疲勞，所以 FIRC 和假項圈均為緩解疼痛和改善精神障礙提供了潛在的熱效應。熱能為兩組參與者的精神功能帶來了重大好處，經由肌肉硬度，皮膚溫度和血液循環的物理證據，說名項圈的使用具有熱效應和非熱效應。FIRC 特別在非熱效應方面表現出優勢，並且對非熱生物學功能的影響更大。

　　相對地，安慰劑組使用單一的電熱項圈，在減輕頸部肌肉緊張方面不如 FIRC 組。而與單一加熱項圈相比，FIRC 項圈在提高皮膚溫度和促進血液循環方面，提供了更大的治療效果。尤其在減緩頸部肌肉緊繃方面更明顯。此外，在緩解疼痛、減輕疲勞、改善抑鬱和減輕焦慮等方面具有改善的效果，因此 FIRC 的應用可能是治療頸椎疾病的潛在替代策略。

改善心血管功能

　　遠紅外線具有促進血流速與血流量功能，因此透過心血管功能的恢復或增強，是遠紅外線療法的另一項重要方針，其中在血液透析（洗腎）的運用最具代表性，利用遠紅外線能量，來保護與延長動靜脈瘻管（Arteriovenousfistula）的功能。

　　在一項針對血液透析患者的二次血管通路進行的研究[51]，以 18 個經歷血管通路超過一次的血管擴張或血管化的患者為對象，分成不頻繁的血管通路治療（在 1 年中不進行過兩次 VA 干預，簡稱 nf-VAT）組與頻繁的血管通路治療（在一年內進行了三次或更多次血管通路干預，簡稱 f-VAT）組，在血液透析期間，進行每週 3 次，每次 40 分鐘的遠紅外線療法，並且比較兩組之間的狀況包括血管通路治療間隔的差異。

　　遠紅外線療法使 nf-VAT 組在血液透析期間不需進行血管通路治療，而且 f-VAT 組需要血管通路治療的間隔也延長了。觀測到瘻管直徑擴大與內膜增厚有明顯的改善，以及氧化的低密度脂蛋白膽固醇水平略有下降，因此延長了瘻管的使用時間與需要血管通路治療的間隔。此項研究結果，證明遠紅外線療法（透析時使用遠紅外線能量照射）對瘻管壽命有顯著的提升。

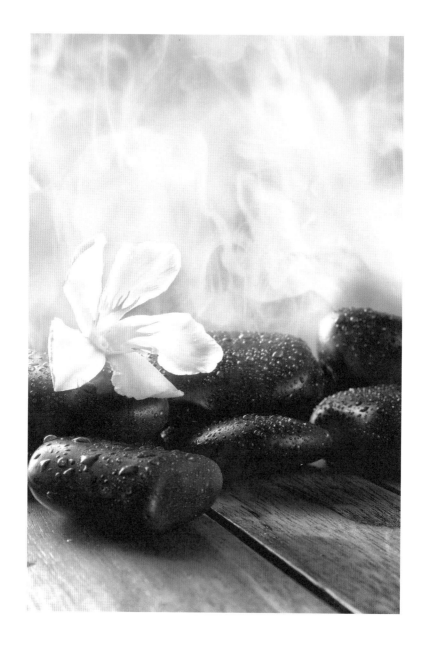

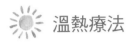 溫熱療法

　　遠紅外線應用在心血管相關的疾病方面，以 Waon 療法為代表，Waon 療法主要是溫度保持在 60℃的乾式桑拿中進行熱處理的一種形式，患者在乾式桑拿屋中靜坐 15 分鐘，然後再仰臥在桑拿屋外的床上，以毯子覆蓋 30 分鐘。

　　在 Waon 治療前後要測量體重，並喝水，以補償出汗引起的體重減輕。據研究指出，Waon 治療可改善**慢性心力衰竭（Chronic Heart Failure, CHF）**患者的血液動力學，心臟功能，室性心律失常，血管內皮功能，神經激素因子，以及交感神經系統等的功能與症狀。

　　Waon 療法之所以能夠改善血管蠕動和內皮功能的分子機制，主要是以內皮型一氧化氮合酶（endothelial Nitric Oxide Synthase, eNOS）顯示的增加來判斷，如前第 72 頁圖 11 所示。在後肢缺血的小鼠模型中，重複的 Waon 治療可增加 eNOS 蛋白的表達，提高血流量和毛細血管的密度，這表示 eNOS 是該療法誘導血管新生的關鍵。此外，重複的 Waon 治療對重度外周動脈疾病（Peripheral Arterial Disease, PAD）的患者有效，其表現為疼痛評分明顯降低，踝臂肱壓力指數和血流增加。

　　研究發現以 4 週的遠紅外線療法能顯著改善症狀，增加**射血分數（ejection fraction, EF 指測量每次心跳時心臟泵出的血液量）**，並減小了超聲心動圖和胸部 X 線檢查的心臟腫脹大小。每天進行 2 週的遠紅外線療法可降低 CHF 患者的心室過早宮縮和心率變異性[52]。這項

研究分為兩組，以一組 64 例接受與一組 65 例未接受 Waon 療法總共 129 例，來評估遠紅外線療法對 CHF 患者的癒後影響，並對患者進行 5 年的隨訪。Waon 療法組的患者出院後，至少每週兩次持續進行遠紅外線療法，與非遠紅外線療法組相比，遠紅外線療法有顯著降低了 CHF 患者的死亡率或住院率，如下圖 37 所示。事實證明遠紅外線療法是安全、可改善 CHF 患者的臨床症狀和心臟功能。

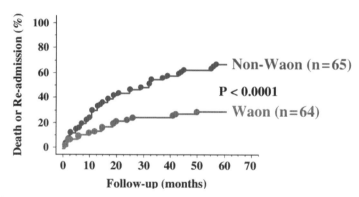

圖 37　遠紅外線療法對慢性心力衰竭患者預後的影響。

　　21 世紀新世代理想的療法應是安全、無副作用且具有很高的醫療價值（即高的受益／成本比或高的性價比）。而且它應該是非侵入性的，並能使患者感覺有好轉。

　　遠紅外線療法符合所有上述的標準，因此對於患有心血管疾病（例如 CHF 和 PAD）的患者是一種有希望的治療方式。

　　另一項關於遠紅外線的應用，是針對心血管，自身免疫和其他慢性健康的問題，研究遠紅外線療法可能的分子機理，並試圖解答其運作的機制。目前已有足夠的證據表明，血管內皮功能與內皮型一氧化氮合酶（eNOS）有密切關係，後者可以將氨基酸 L- 精氨酸催化為內皮中的 L- 瓜氨酸和一氧化氮（NO）。NO 是一種重要的血管擴張物質，它可以透過擴張血管和抑制某些動脈疾病（如血小板聚集以及平滑肌細胞的遷移和增殖）來防止動脈粥樣硬化的發展。除了有增強 eNOS 的表達之外，FIR 還可能透過促進 Ca2 +/ 鈣調蛋白依賴性蛋白激酶 II（CaMKII）介導的 1179 號位點 eNOS 磷酸化，從而增加 eNOS 的活性。研究所有機制都表明，通過增加 eNOS 表達水平及其磷酸化水平來提升 NO 產生，是遠紅外線（FIR）治療改善 CHF 患者內皮功能的關鍵方式。

　　維持良好的血管通路和最小的針刺疼痛，是實現充分透析和改善血液透析（hemodialysis, HD）患者生活品質的重要目標。遠紅外線療法可以改善 HD 患者的內皮功能，並增加血液通路（Qa）和通暢性。一項臨床試驗招募了 25 名持續有動靜脈廔管血液透析的門診患者，在血液透析 3 次 / 週期間，進行遠紅外線療法 40 分鐘，並持續 12 個月，Qa 增加 3 個月，並且一直保持這種變化直至 1 年，而對照組患者則顯示 Qa 降低。FIR 治療改善了針刺疼痛與改善了 Qa，但與對照組相比，無輔助通暢性沒有差異 [53]。

慢性病調理

　　遠紅外線的能量雖然可以直接為生物體所吸收，但因其能量相對較低，因此遠紅外線的使用常需一段時間後才能顯現出效果，其溫和無副作用相當適合作為慢性病的理療方法，所以慢性病的調理也是遠紅外線療法的應用方向。

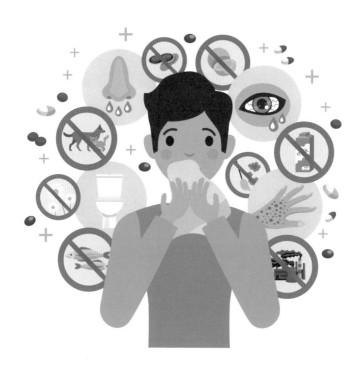

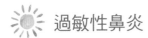 **過敏性鼻炎**

　　過敏性鼻炎（Allergic rhinitis, AR）是全球性的健康問題，它是第六種最常見的慢性病，對患者的生活品質會產生重大影響，尤其學生，經常因鼻病和藥物而直接影響學習的成效。過敏性鼻炎（AR）是 IgE 介導的發炎症狀，可能是由於血管通透性增加所致，當前的治療選擇，包括避免過敏原，藥物治療和免疫療法，但都不是很理想的方式。

　　遠紅外線療法已被用於治療血管疾病，並且可能增加血液流量。2007 年一項研究以 31 個有過敏性鼻炎的患者為對象[54]，每天早上進行 40 分鐘的遠紅外線療法，連續進行 7 天，根據嚴重程度分為 4 級（0-3）進行症狀評分。分別對眼睛瘙癢，鼻癢，鼻塞，鼻漏，嗅覺障礙和打噴嚏等症狀，記錄每日的平均分數，結果如第 166 頁圖 38 所示，在治療期間（第 1-7 天），症狀評分逐漸降低。雖然確切機制尚不清楚，但遠紅外線照射確實可改善過敏性鼻炎症狀，所以遠紅外線療法可能是 AR 治療的一種非侵入性且安全的方法。

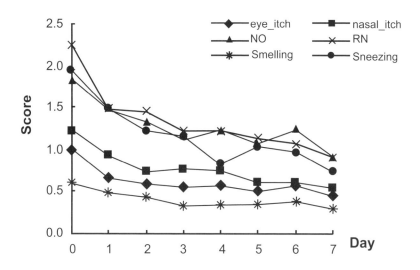

圖 38　連續 7 天遠紅外線療程的各種症狀評分，評分 0 為無症狀，3 為嚴重症狀。

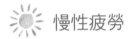 慢性疲勞

　　遠紅外線熱療在慢性疲勞綜合症也有幫助，2005 年，有日本學者針對兩名接受潑尼松龍（prednisolone, PSL）治療效果不理想的患者，採用包括 60℃的遠紅外線乾式桑拿和桑拿後保暖的熱療[55]，住院期間每天進行一次共 35 次熱療，出院後在為期一年的門診，繼續每週一次或兩次的熱療。對患者進行熱療 15 到 25 個療程，發現疲勞，疼痛，睡眠障礙和低程度發燒等症狀獲得明顯的改善。儘管停止 PSL 給藥，但受試者出院後第一年內未出現復發或症狀加重，而且出院後 6 個月，患者的社會活動恢復正常。這些結果皆表明，遠紅外線熱療可能是治療慢性疲勞綜合症的可行方法，特別是當傳統藥劑的成效不佳時，遠紅外線至少可以考慮成為輔助療法之一。

　　而熱療法的功效可能是激發體內一氧化氮產生的關鍵，這是一種對人體動脈健康至關重要的分子。一氧化氮是一種有效的細胞信號分子，有助於放鬆血管，與自由基作用可減少氧化應激，防止血小板在血管中結塊並調節血壓。因此一氧化氮增強了血液循環，將重要的營養和氧氣輸送到體內受損和受傷的組織。當進入人體不同部位的血流量的增加，可以使氧氣和營養物質順利送達細胞，使細胞能夠正常有效地發揮作用。

　　所以這個療法可以刺激受傷組織的再生與修復，減輕疼痛和炎症。所以熱療是減輕疼痛和治療多種疾病的安全有效方法，是一種有效且無

毒的方法，可以長期緩解疼痛，對慢性疼痛的症狀解除具有一定的功效。除了增加血流產生的組織細胞修復外，遠紅外線能刺激水凝團的小分子化，促進體液的流動，對於各種慢性疾病，進行安全且無副作用的調理。

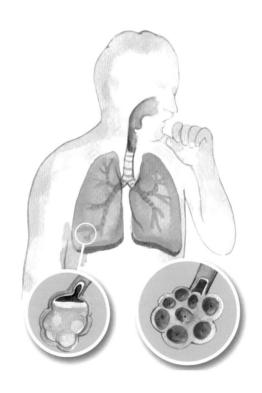

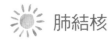 肺結核

　　痠痛緩解與消除、心血管功能改善、慢性病調理等皆為遠紅外線療法常見的運用，主要是因為遠紅外線可以進入生物體進行共振吸收，而且遠紅外線療法也被運用於一些需要長時間治療的疾病。

　　一項研究以一名臨床的患有肺結核（TB）的 67 歲婦女為例 [56]，她在接受藥物治療 1 個月（服用藥物利福平 300 毫克，乙胺丁醇 400 毫克，異煙肼 100 毫克，吡嗪酰胺 500 毫克），當她開始出現不良反應（噁心，嘔吐，食慾不振，虛弱和消化不良）時，因此放棄了藥物治療。

　　患者改移至傳統醫學研究所接受遠紅外線治療，該治療原應用於皮膚，患者則專注於胸部位置，以每週進行 1 小時，每週 3 次共 18 週，進行遠紅外線療法，在此期間未接受任何藥物治療。治療結束時，臨床和影像學表現均得到改善，並獲得充分的細菌學學理驗證的證明。並在接下來的 6 年中進行監測，沒有發現活動性結核病的證據。因此判斷該報告可能是開啟有關使用遠紅外線作為肺結核潛在治療方法研究的第一步。

☀ 癌症

在被歸類為新型態慢性病的癌症方面，遠紅外線的應用也有學者研究投入。例如 2009 年一項對人肝癌細胞 HepG2 及其腫瘤的非熱作用研究[57]，以細胞培養用的二氧化碳培養箱，採用遠紅外線連續照射細胞，結果發現 HepG2 細胞的增殖受到抑制。在遠紅外線照射 10 天之後，細胞計數下降了 34％，遠紅外線持續照射 30 天後，腫瘤體積減少了 86％，血管內皮生長因子（VEGF）的 mRNA 下降了 48％， 交叉血管面積與對照組相比，腫瘤切片減少了 60％。透過遠紅外線的誘導，產生 H＋（質子和電子）／ O2-（一種活性氧）的氧化還原反應，推論應是遠紅外線產生作用的原因。所以判斷遠紅外線在非熱環境之下，抑制了 HepG2 的增殖，因此，遠紅外線有可能成為對抗 HepG2 誘發疾病的工具。

另外，在 2017 年，也有一項遠紅外線對與乳腺癌相關的淋巴水腫織研究[58]，以臨床體外研究遠紅外線（FIR）治療乳房切除術後淋巴水腫的安全性。結果顯示遠紅外線照射和對照組（繃帶加壓的保守治療），在腫瘤標記物表達之間無統計學上的差異，兩組均無患者被診斷出淋巴結腫大或出現新淋巴結腫大。所以在治療乳腺癌切除術後相關淋巴水腫方面，遠紅外線照射可視為可行和安全的方法，而且遠紅外線不會促進乳腺癌的複發或轉移，是一種耐受良好的療法，沒有不良的反應。

在癌症細胞的相關研究，均以細胞培養與老鼠來試驗，結果雖然

證明遠紅外線的正面效應，但對使用在人類身上的效應，均未經臨床驗證，因此，仍停留在研究階段，由於人類的生理機能複雜與體質迥異，因此由研究結果尚不能確認其對人類癌症的療效，充其量也只能說使用遠紅外照射，對癌症患者是安全與無副作用的。

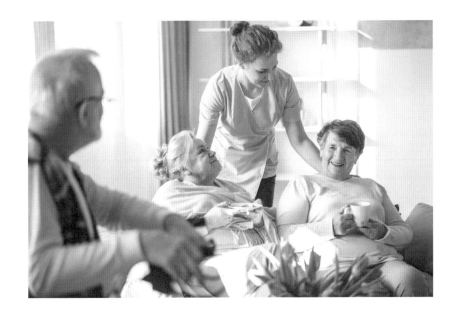

6.遠紅外線的健康生活

本章導讀

　　遠紅外線是接受度最高與最能深入生物體的能量，透過共振吸收提供細胞與水分子能量，達到活化細胞與水分子的作用，對於人體產生諸多生化反應，使用遠紅外線療法，將能改善我們的生活品質。

　　進行遠紅外線療法，可以使用傳統的沙浴或火山礦石進行桑拿，也可以使用高科技紡紗技術生產的遠紅外線紡織品，或是使用接近人體而能放射遠紅外線的生活用品，這些都是非侵入性的長期健康調理用品，從預防勝於治療的醫學觀點，利用遠紅外線增進身心健康，無疑是提升生活品質的重要保障。

　　在太陽光的所有光譜當中，遠紅外線是生物體重要的光線之一。**所有組成生物體的有機分子與水均能產生共振吸收，而遠紅外線是自然界存在可以深入生物體激活生化反應的能量**，不論是在食物的乾燥、烘焙、發酵等加工有促進風味提升的功效，在作物栽培與畜牧漁業養殖的成長促進與減少廢棄物的效益，以及在能源利用有提高效率的效果，尤其運用在人體相關，包括檢測、保健與醫療方面均有廣泛的研究與發展空間，因此，遠紅外線與日常生活的食、衣、住、行都有一定的幫助，是一種沒有副作用且運用效率高的能量。

☀ 能量轉換運用

　　遠紅外線是存在自然界中的能量，也是接收度最高與最能深入生物體的能量。因生物體利用性很高，成就了遠紅外線的廣泛用途，而波長 8 至 12 微米甚至被稱為生育光線，對人體成長更是之重要。除了來自太陽光的遠紅外線能量之外，我們也可透過遠紅外線材料將紅外線（或熱能）轉換成遠紅外線能量，成為日常生活中遠紅外線產品的來源。

　　原則上所有的物質在絕對零度以上均會放射遠紅外線，唯有在運用上需要高效率的遠紅外線材料，才能產生遠紅外線作用的功效。例如一般知道的結晶性愈高產生的遠紅外線能量愈強，所以天然具有結晶性的礦石均具有產生遠紅外線放射的特性，因此，結晶性高的材料即可作為高效率遠紅外線材料的基礎。

　　遠紅外線的能量為轉換熱能所產生的，因此提高材料的溫度可增加遠紅外線能量的產生。所以適度的加熱材料是提高遠紅外線能量運用的重點，其中將遠紅外線材料包覆或塗佈在電熱管表面，即成為遠紅外線電熱管，可作為高能量遠紅外線的運用，如桑拿與烘焙的能量來源就是其中一種。

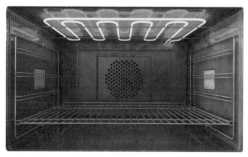

遠紅外線對人體的作用，大致上是透過共振吸收提供細胞與水分子能量，達到活化細胞與水分子的作用，進而促進體內的各種生化反應，產生抗氧化、抗發炎、改善心血管功能、促進循環、緩解疼痛，活化細胞、促進代謝，促進生化物質合成等各種生物效益。不過生物體的生化反應是循序緩慢進行的，而遠紅外線的作用機理也是如此，雖然提高溫度可以增加能量，但仍然需要使用一定的時間才會感受到效果，所以長時間使用是展現遠紅外線在人體運用功效上的重要原則。

遠紅外線用途廣泛，利用太陽能量進行食品乾燥是最早與最具代表性的運用，之後在烘焙釀造的運用均以遠紅外線能量為重要工具，以遠紅外線烘乾／乾燥更是現在電熱產品所標榜的功能之一。

遠紅外線療法

遠紅外線療法是利用遠紅外線來進行保健與調理。傳統使用沙浴或火山礦石進行桑拿，是遠紅外線用於身體保健的典型代表，但隨著時間的演進與科技的發展，與生活作息相關聯的產品不斷的推出，遠紅外線紡織品的問世，更帶動遠紅外線隨身保健的產品發展。透過外加熱能的輔助，進一步提高紡織品的遠紅外線能量，推動調整治療類型的遠紅外線產品的開發，配合醫藥相關研究單位的研究與試驗，使遠紅外線在人體生理上的作用與效用更加明確。似乎所有疾病都能藉由遠紅外線獲得

好處，遠紅外線不僅是提供非侵入性的物理療法的選擇，更是許多慢性病調理治療的選項。

　　雖然有許多遠紅外線的細胞與生物試驗，都顯示遠紅外線在疾病上的可能效用，但在人體方面的臨床研究略顯不足。目前遠紅外線療法比較明確認的使用是在消除酸痛與緩解，以及改善心血管功能與慢性病的調理方面。症狀緩解是遠紅外線療法的表現，長時間使用遠紅外線能量的激活，促使生理機能恢復正常的運作，發揮身體抵抗疾病的能力，進而改善各種病症的表徵，因此，遠紅外線的保健運用產品相對多元完整。基於預防勝於治療的醫學角度，在日常生活中使用遠紅外線能量來增進身心健康，無疑是提升生活品質的重要保障。

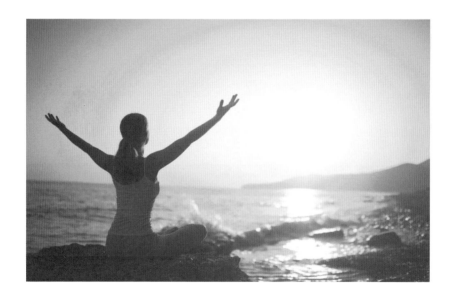

7. 遠紅外線產品常見的問題

Q 甚麼是遠紅外線？

A ... 遠紅外線為一種人眼看不見的光線，波長比可見光更長（波常大於 3 微米以上），主要能與生物體產生共振吸收，因此是高吸收效率、超長波的能量，可以深入身體內部產生作用。

人體會有溫度為細胞組織進行生化反應的結果，該溫度相對應的光線為 9 至 9.5 微米的波長，屬於遠紅外線的光線，因此 8 至 12 微米波長範圍的光線，為人體相對應特有的光線，又稱為生育光線，亦即對人體的成長非常重要的光線。

遠紅外線物理的定義是波長大於 3 微米的光線，其中以 8 至 12 微米為人體可共振吸收的光線，因此遠紅外線常以 8 至 12 微米，或擴充到 2 至 20 微米範圍的光線，作為遠紅外線產品的主要波長範圍。

Q 遠紅外線對人體有何作用？

A ... 遠紅外線對人體的作用參考第三章之遠紅外線對生物體的效益，包括（1）抗氧化抗發炎（2）改善心血管功能（3）改善肌肉痠痛與運動恢復（4）促進循環與疼痛緩解（5）活化細胞促進代謝（6）生物體內水分子活化等。

Q 何種人適合使用遠紅外線產品？

A ... 遠紅外線直接作用在細胞組織上，產生活化與促進生化反應進行的功能，因此對體質比較弱或是發育相對不完全的人，對細胞組織的活化效果比較顯著，可以感受到遠紅外線帶來的好處。

對身體健康的人，細胞組織機能正常運作，外加的遠紅外線能量不會顯著改變或調整機能運作的情況，因此對外來的遠紅外線能量無感，會覺得遠紅外線沒有作用，但是可以當作長期養生維持健康機能使用。

原則上遠紅外線產品所有的人都能使用，但是對體質弱，發育不完全，以及身體微恙的人，比較能發揮遠紅外線作用的功效，因此遠紅外線對這類的人會更適合使用。

Q 有無遠紅外線不能使用的人？

A... 遠紅外線是一種作用緩慢的能量，漸進式的調整身體機能運作狀況，屬於非侵入式的物理性理療方式，沒有副作用產生，因此遠紅外線原則上所有人都能使用，正如曬太陽一般，去除紫外線與熱線（或稱近紅外線）的光線後，即使用防曬與隔熱後，沒有人會因曬太陽而產生問題，反而是沒曬太陽會有問題的。

Q 遠紅外線使用有無副作用？

A... 遠紅外線是一種作用緩慢的能量，漸進式的調整身體機能運作狀況，屬於非侵入式的物理性理療方式，沒有副作用產生。

然為提高遠紅外線的能量，有些遠紅外線的產品會加熱，提高溫度來產生更強的遠紅外線，這種情況就需注意溫度的問題，使用過久會有因熱（或稱近紅外線）產生皮膚紅腫的燙傷問題，需要特別注意。

唯這種情況為近紅外線（熱）的副作用，並不是遠紅外線能量提高產生的副作用。遠紅外線本身沒有明顯熱能，是屬於非熱效應，所以本身不會有任何副作用。

Q 遠紅外線紡織品如何清洗與維護？

A... 遠紅外線紡織品為將遠紅外線材料加入紗線中，加入的方式可以在紡絲階段直接融入纖維中，或是後加工方式將遠紅外線材料以黏結劑塗佈在紗線或布料表面。

在紡絲階段直接融入的遠紅外線材料，纖維材質包覆保護住材料，不會因清洗而脫落，經久耐洗。

至於使用黏結劑塗佈方式則受限於黏結劑有固化情況，清洗時會有掉落可能性，相對的比較不耐久。

紡織品為聚酯或尼龍類的材質，使用一般紡織品的清洗方式即可，同時使用陽光曬乾即可。遠紅外線為光線本質，因此會受到灰塵或油污的阻擋，所以保持紡織品的清潔，遠紅外線紡織品的功能才能展現，保持清潔或定期清洗為主要的維護方法。

Q 遠紅外線的功能可維持多久？

A... 遠紅外線的產生為材料本身的晶體或分子結構體，環境溫度的作用產生結構體共振，進而放射遠紅外線的光線。因此只要材料的晶體或分子結構體存在，遠紅外線的功能就存在。換句話說，遠紅外線材料本身只是轉換能量的介質，沒有消耗的問題，可以長久使用；理論上只要不是強酸或強鹼作用改變材料結構，遠紅外線材料的功能永遠存在。

Q 紅外線與遠紅外線有何不同？

A... 物理上紅外線為波長比可見光更長的光線，可見光波長最長為紅光，因此波長比可見光更長的稱為紅外線（不可見光）。

紅外線依其作用的物理特性與能量，又細分為近紅外線，中紅外線，遠紅外線等三種，參考第一章中的表1，近紅外線能量最高會感受到熱，因此又稱為熱線，熱能也是常見的理療能量，其中熱敷最為廣泛。

遠紅外線為紅外線中長波長的成分，其中含蓋可與人體共振吸收的能量，人體不會感覺到熱（非熱效應），因此有人稱遠紅外線為不熱的三溫暖。

「遠」紅外線與「近」紅外線均為紅外線大家族的成員，兩者對人體的作用與感覺不同，習慣上有人稱近紅外線的療法為紅外線療法，其實需要看使用的波長與作用機理，終就此兩種光線都屬於紅外線，有些紅外線療法使用遠紅外線的波長，其功效來自遠紅外線，這也是造成混淆的來源，不論如何，遠紅外線屬於紅外線的一種，遠紅外線療法自然也就是一種紅外線療法。

Q 遠紅外線紡織品，可以用酒精消毒殺菌嗎？

A ... 遠紅外線紡織品使用的遠紅外線材料，一般屬於氧化物或碳化物類的無機質材料，常見消毒殺菌用的液體如酒精或漂白水不會損壞遠紅外線材料的功能，唯需要考慮紡織品使用的纖維材質的耐受性，而且要避免使用過量的殘留問題，所以雖然不會損壞遠紅外線功能，仍不建議使用消毒液體。遠紅外線紡織品經過清洗，以太陽曝曬來殺菌消毒是比較好的，如果是毯子類有點厚度的紡織品，曬過太陽還可以保留有太陽光曝曬特殊的溫暖，增加使用時的舒適感，所以紡織品均以太陽曝曬為最佳的乾燥與殺菌方法。

Q 遠紅外線紡織品對身體的痠痛有作用嗎？

A ... 一般會有痠痛感產生，大部分的原因都是循環有狀況所造成，遠紅外線可以促進身體的血液循環，循環好了自然痠痛感覺就會解除。唯循環改善與痠痛解除是循序漸進的，因此遠紅外線的作用可緩解痠痛，不是立即有效的，需要長時間使用，使用一個禮拜之後，沒那麼痛了，再使用一個禮拜之後，就感覺到漸漸的身體已經調理回來了，所以就不會覺得痠痛的感覺還是存在，所以遠外線紡織品對痠痛是有作用的，唯需要使用一段時間的。

Q 遠紅外線會促進血液循環，會不會造成血壓改變？

A ... 遠紅外線會增加血流速與血流量，唯它是直接作用在血管上，經由提高血管壁的彈性與減少血管中的障礙來提高血流的，不是靠心臟加大它的那個推力，所以對於血壓的提升是非常有限的。但是一樣的，血壓如果太低，循環也鐵定是不好了，所以用遠紅外線可以幫助循環，但是一樣我們人體是需要時間去調理而來適應的，所以有高或低血壓症狀的還是要看醫生，靠藥物暫時來緩解了，長時間的調理遠紅外線是有幫助的。

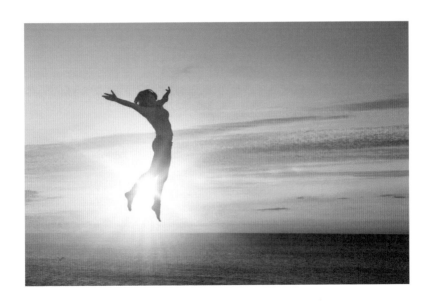

註釋

一、遠紅外線的物理課

[1. Far infrared radiation (FIR): Its biological effects and medical applications, F. Vatansever and Michael R. Hamblin, Photon Lasers Med 2012; 1(4): 255–266]

[2. Donald L. Pavia, Gary M. Lampman and George S. Kriz. "Introduction to Spectroscopy. A Guide for Students of Organic Chemistry" Chapter 2. Thompson Learning. United States of America 2001.]

[3. John A. Dean. "Lange's Handbook of Chemistry" Section 7.5. Fifteenth Edition. United States of America. McGraw Hill. 1999.]

[4. Douglas A. Skoog , F. James Holler , Stanley R. Crouch, Principles of Instrumental Analysis, Cengage Learning, ISBN13：9789814834346, Chap.17, 7 edition, 2019]

二、遠紅外線的基礎應用課

[5. SPALDING S J, KWOH C K, ROBERT BOUDREAU R et al. 2008, Three-dimensional and thermal surface imaging produces reliable measures of joint shape and temperature: a potential tool for quantifying arthritis. Arthritis Research & Therapy 10 (1)]

[6. A. SZENTKUTI, H. SKALA KAVANAGH, S. GRAZIO, Infrared thermography and image analysis for biomedical use, PERIODICUM BIOLOGORUM, VOL. 113, No 4, 385–392, 2011]

[7. Han Lijun, Liang Jinsheng, Mechanism of Far Infrared Emission from Mineral Tourmaline Fine Powders, Advance Materials Research, Vol.58, 77-82, 2009]

[8. Shunichi Kikuta, Far Infrared Radiation Emitting Material, US6755994, 2004]

[9. Chang Ho Ra, Ceramic Powder Emitting Far Infrared Ray, High-Density Bio-stone Manufactured by Using the Same and Manufacturing Method Thereof, US2006/0266979]

[10. Junping Meng, Wei Jin, Jinsheng Liang* , Yan Ding, Kun Gan, and Youde Yuan, Effects of Particle Siz e on Far Infrared EmissionProper ties of Tourmaline Superfine Powders, Journal ofNanoscience and Nanotechnology, Vol. 10, 2083–2087, 2010]

[11. JieLIU, JunpingMENG, JinshengLIANG, XiaoliHUO, Effect of far infrared radiation ceramics containing rare earth additives on surface tension of water, Journal of Rare Earths, Volume 32, Issue 9, 890-894, 2014]

[12. Richard Shemilt, Hala Bagabir, Chim Lang, and Faisel Khan, Potential mechanisms for the effects of far-infrared on the cardiovascularsystem – a review, Vasa, 1–10, 2019]

[13. Kikuji Yamashita, The Effects of the Far-Infrared Ray (FIR) Energy Radiation on Living Body, InTech, 271-302, 2012]

三、遠紅外線對於生物體的效益課

[14. Ting-Kai Leung, Yung-Sheng Lin etc., Direct and Indirect Effects of Ceramic Far Infrared Radiationon the Hydrogen Peroxide-scavenging Capacity and onMurine Macrophages under Oxidative Stress, Journal of Medical and Biological Engineering, Vol.31, 2011]

[15. Ting-Kai Leung, Chi-Ming Lee, etc, Protective Effect of Non-Ionizing Radiation from Ceramic FarInfrared (cFIR)-Emitting Material Against Oxidative Stresson Human Breast Epithelial Cells, ournal of Medical and Biological Engineering, 34(1): 69-75, 2014]

[16. Yuanmay Chang, The effect of far infrared radiationtherapy on inflammation regulation inlipopolysaccharide-induced peritonitisin mice, SAGE Open Medicine, Vol.6: 1 –7, 2018]

[17. Ha Yeong Kim, Yeonsil Yu, etc., Far-Infrared Irradiation Inhibits AdipogenicDiffrentiation and Stimulates OsteogenicDiffrentiation of Human Tonsil-Derived Mesenchymal Stem Cells: Role of ProteinPhosphatase 2B, Cellular Physiology and Biochemistry52, 240-253, 2019]

[18. Shanshan Shui, etc., Far-infrared therapy for cardiovascular, autoimmune, and otherchronic health problems: A systematic review, Experimental Biology and Medicine, 240, 1257–1265, 2015]

[19. Ting-Kai Leung2, Chi-Ming Lee, A Pilot Study of Ceramic Powder Far-InfraredRay Irradiation (cFIR) on Physiology:Observation of Cell Cultures and AmphibianSkeletal Muscle, Chinese Journal of Physiology, 54(4): 247-254, 2011]

[20. Antti Mero, Jaakko Tornberg, Mari Mäntykoski and Risto Puurtinen, Effcts of far-infrared sauna bathingon recovery from strength and endurancetraining sessions in men, SpringerPlus, 4:321-327, 2015]

[21. Frank Ervolino and Ronald Gazze, Far infrared wavelength treatment for lowback pain: Evaluation of a non-invasive device, Work, 53, 157–162, 2016]

[22. Shi-Yau Yu etc,, Biological effect of far-infrared therapy on increasing skin microcirculationin rats, Photodermatol Photoimmunol Photomed, 22, 78–86, 2006]

[23. Donghee Lee, etc.,Far-infrared radiation stimulates platelet-derived growth factormediated skeletal muscle cell migration throughextracellularmatrix-integrin signaling, Korean J Physiol Pharmacol, 23(2), 141-150, 2019]

[24. Yung-Ho Hsu etc.,Detecting the limits of the biological effects of far-infrared radiation on epithelial cells, Scientific Reports, 9, 1-9, 2019]

[25. Valentina Mantegazza etc., Improvement in exercise capacity and delayed anaerobic metabolism induced by far-infrared-emitting garments in active healthy subjects: A pilot study, 25, 1744-1751, 2018]

[26. Loturco I etc., Effects of far infrared rays emitting clothing on recovery after an intense plyometric exercise bout applied to elite soccer players: a randomized double-blind placebo-controlled trial, Biology of Sport, 33, 277-283, 2016]

[27. Ting-Kai Leung etc., Physiological Effects of Bioceramic Material: Harvard Step, Resting Metabolic Rate and Treadmill Running Assessments, Chinese Journal of Physiology 56(6): 334-340, 2013]

[28. Stephen J. Genuis etc., Blood, Urine, and Sweat (BUS) Study: Monitoring and Elimination of Bioaccumulated Toxic Elements, Archives of Environmental Contamination and Toxicology 61(2):344-57, 2010]

[29. Suji Kim, etc., Evaluation of the immunobiologicaleffcts of a regenerative far-infraredheating system in pigs, J Vet Sci. 20(6), 1-13, 2019]

[30. J.-B. Brubach, Signatures of the hydrogen bonding in the infrared bands of water, THE JOURNAL OF CHEMICAL PHYSICS, 122, 184509, 2005]

[31. Ting-Kai Leung, Jen-Chang Yang ,Yung-Sheng Lin, The Physical, Chemical and Biological Effects by Room Temperature Ceramic Far-infrared Ray Emitting Material Irradiated Water: A Pilot Study,59, 589-597, 2012]

[32. Junping Meng, etc., Influence of Water Activated by Far Infrared Porous Ceramics on Nitrogen Absorption in the Pig Feed, Journal of Nanoscience and Nanotechnology, 16, 3977–3980, 2016]

四、遠紅外線的產業應用課

[33. Salam A. Aboud, etc., A Comprehensive Review on Infrared Heating Applications in Food Processing, Molecules, 24, 4125, 2019]

[34. Kathiravan Krishnamurthy, etc., Infrared Heatingin FoodProcessing: AnOverview, COMPREHENSIVE REVIEWS IN FOOD SCIENCE AND FOOD SAFETY, 7, 1-13, 2008]

[35. Mirela Coman and Teodor Rusu, New ways in using far-infrared radiations for agricultural production, Journal of Food, Agriculture & Environment, 8, 714-716, 2010]

[36. Lee MH and Chao YY, The Influence of Far-Infrared Materials Added to Compost onthe Yield of Maize, J. Agri. Res., 1, 000113, 2016]

[37. Ji Hoon Moon, etc., Drying Characteristics of Sea Cucumber (Stichopus japonicas Selenka) Using Far Infrared Radiation Drying and Hot Air Drying, 38, 1534-1546, 2014]

[38. R. C. Nagarajarao, Recent Advances in Processing and Packagingof Fishery Products: A Review, Aquatic Procedia 7, 201-213, 2016]

[39. Takahiro Orikasa, etc., Impact of blanching pretreatment on the dryingrate and energy consumption during far-infrareddrying of Paprika, Food Quality and Safety, 2, 97–103, 2018]

[40. İsmail YÜCE, Yarns Emitting Far Infrared Rays, International Journal ofComputational andExperimental Science and Engineering, Vol 4(3), 34-38, 2018]

[41. Yifei Tao, etc., The Influence of Fiber Cross-Section on FabricFar-Infrared Properties, Polymers, 10, 1147-1159, 2018]

[42. Zhi Chen, etc., Negative Air Ion Release and Far Infrared EmissionProperties of Polyethylene terephthalate/GermaniumComposite Fiber, Journal of Engineered Fibers and Fabrics, 12(1),59–65, 2017]

[43. Walter J. Crinnion, Sauna as a Valuable Clinical Tool for Cardiovascular, Autoimmune, Toxicantinduced and other Chronic Health Problems, Alternative Medicine Review,16(3), 215-225, 2011]

[44. Joy Hussainand Marc Cohen, Clinical Effects of Regular Dry Sauna Bathing:A Systematic Review, Evidence-Based Complementary and Alternative Medicine, Article ID 1857413, 1-30,2018]

[45. Matsushita K, Masuda A, Tei C, Efficacy of Waon therapy for fibromyalgia, Intern Med., 47(16),1473-1476, 2008]

[46. Masuda A, Munemoto T, Tei C, A new treatment: thermal therapy for chronic fatigue syndrome, Nippon Rinsho., 65(6), 1093-1098, 2007]

[47. Antti Mero, etc., Effcts of far-infrared sauna bathingon recovery from strength and endurancetraining sessions in men, SpringerPlus, 4, 321-327, 2015]

五、遠紅外線的身體療法課

[48. Frank Ervolino and Ronald Gazze, Far infrared wavelength treatment for low back pain: Evaluation of a non-invasive device, Work, 53, 157–162, 2016]

[49. Chi-Yu Huang, etc., Treating severe phantom limb pain by applying far infrared ray to 'phantom limb', Journal of the Formosan Medical Association,,115, 215-216, 2015]

[50. Yung-Sheng Lin, etc., A Parallel-Arm Randomized Controlled Trial to Assess the Effects of a Far-Infrared-Emitting Collar on Neck Disorder, Materials, 8,5862-5876,2015]

[51. Hiroaki Io, etc. Far-infrared therapy for secondary vascularaccess patency of hemodialysis patients, Renal Replacement Therapy,5,1-6, 2019]

[52. Masaaki Miyata, Chuwa Tei,Waon Therapy for Cardiovascular Disease,Innovative Therapy for the 21st Century, Circulation Journal Vol.74, 617-621, 2010]

[53. Soo JeongChoi, Clinical utility of far-infrared therapy for improvement of vascular access blood flow and pain control in hemodialysis patients, Kidney Research and Clinical Practice, 35(1), Pages 35-41, 2016]

[54. K.H. Hu and W.T. Li, Clinical Effects of Far-Infrared Therapy in Patients with Allergic Rhinitis, Conf. Proc.IEEE Eng.Med.Biol.Soc., 1,1479-1483, 2007]

[55. Akinori Masuda, The effects of repeated thermal therapy for two patients withchronic fati gue syndrome, Journal of Psychosomatic Research, 58, 383–387, 2005]

[56. Aranda-Ventura José,Tatsumura-Hillyer Kazuko, Pulmonary tuberculosis treatedwith "onnetsu" far infrared rays: acase report, Clin. Invest, 9(3), 87-91, 2019]

[57. Tatsuo Ishikawa etc., Non-Thermal Effects of Far-Infrared Ray (FIR) on HumanHepatocellular Carcinoma Cells HepG2 and their Tumors, Journal of Cancer Science & Therapy, 1(2), 78-82, 2009]

[58. KeLi, etc. Far infrared ray (FIR) therapy: An effective and oncological safe treatment modality for breast cancer related lymphedema, Journal of Photochemistry and Photobiology B: Biology, 172, 95-101, 2017]

國家圖書館出版品預行編目資料

遠紅外線的健康科學 = Far infrared ray / 鄭世裕、原來合著.
-- 初版. -- 臺中市：晨星, 2020.10
　　面；　公分. -- （健康百科；47）

ISBN 978-986-5529-51-2（平裝）

1.遠紅外線療法

418.93212　　　　　　　　　　　　　　　　109012637

健康百科 47	# 遠紅外線的健康科學

可掃描QRC
至線上填回函！

作者	鄭世裕、原來
主編	莊雅琦
校對	原來、陳姵綾、邱韻臻
美術排版	曾麗香
封面設計	王穎
創辦人	陳銘民
發行所	晨星出版有限公司
	台中市西屯區工業30路1號1樓
	TEL：(04)2359-5820　FAX：(04)2355-0581
	行政院新聞局局版台業字第2500號
法律顧問	陳思成律師
初版	西元2020年10月16日
再版	西元2020年12月10日（二刷）
總經銷	知己圖書股份有限公司
	106台北市大安區辛亥路一段30號9樓
	TEL：02-23672044 ／ 02-23672047 FAX：02-23635741
	407台中市西屯區工業30路1號1樓
	TEL：04-23595819FAX：04-23595493
	E-mail：service@morningstar.com.tw
	網路書店 http://www.morningstar.com. tw
訂購專線	02-23672044
郵政劃撥	15060393（知己圖書股份有限公司）
印刷	上好印刷股份有限公司

定價 360 元
ISBN 978-986-5529-51-2